U0382515

本书受到国家自然科学基金项目（72074234、71603292）、美国中华医学基金（CMB-OC19-337）、广东省自然科学基金项目（2016A030310162）、广东省软科学研究计划项目（2017A070707002）的资助，特此感谢

用药信息透明的
医生觉察压力与行为机制

杨廉平 著

中国社会科学出版社

图书在版编目（CIP）数据

用药信息透明的医生觉察压力与行为机制/杨廉平著 .
—北京：中国社会科学出版社，2020.6
ISBN 978 - 7 - 5203 - 6597 - 0

Ⅰ.①用…　Ⅱ.①杨…　Ⅲ.①用药法　Ⅳ.①R452

中国版本图书馆 CIP 数据核字（2020）第 092386 号

出 版 人	赵剑英
责任编辑	李庆红
责任校对	张依婧
责任印制	王　超

出　　　版	中国社会科学出版社
社　　　址	北京鼓楼西大街甲 158 号
邮　　　编	100720
网　　　址	http：//www. csspw. cn
发 行 部	010 - 84083685
门 市 部	010 - 84029450
经　　　销	新华书店及其他书店

印　　　刷	北京君升印刷有限公司
装　　　订	廊坊市广阳区广增装订厂
版　　　次	2020 年 6 月第 1 版
印　　　次	2020 年 6 月第 1 次印刷

开　　　本	710 × 1000　1/16
印　　　张	10.5
插　　　页	2
字　　　数	151 千字
定　　　价	59.00 元

凡购买中国社会科学出版社图书，如有质量问题请与本社营销中心联系调换
电话：010 - 84083683

目　录

第一章 研究背景和现状

第一节 研究背景和意义

医疗领域的技术和经济特点，导致服务供方、需方、购买方等之间存在严重的信息不对称[1][2]，造成了社会各阶层都广泛诟病的医疗腐败、医疗不道德行为等频繁发生。[3] 医疗服务提供者的服务质量是非常重要的，其直接或间接地对公众的生活质量和生命健康造成影响。特别是用药领域中的供方私人逐利现象非常严重，导致的大处方、抗生素滥用等行为不断推高医疗费用，更直接危害公众健康。[4][5] 喹诺酮类抗生素被广泛滥用，已经有绝大多数患者对半数品种产生耐药性；治疗严重感染有特别疗效的万古霉素，也因无节制的滥用导致耐药细菌增多；而国内的鲍曼不动杆菌和肺炎克雷伯菌

---

① 卢洪友、连玉君、卢盛峰：《中国医疗服务市场中的信息不对称程度测算》，《经济研究》2011 年第 4 期。

② 王章佩、林闽钢：《信息不对称视角下的医疗供方诱导需求探析》，《医学与哲学》（人文社会医学版）2009 年第 3 期。

③ 陆晓露等：《信息不对称下公立医院信息公开模式的探讨》，《中国医院管理》2012 年第 7 期。

④ Li Y. , "China's misuse of antibiotics should be curbed", *The British Medical Journal*, No. 348, 2014, p. g1083

⑤ Li Y. , et al. , "Overprescribing in China, driven by financial incentives, results in very high use of antibiotics, injections, and corticosteroids", *Health Affairs*, Vol. 31, No. 5, 2012, pp. 1075 – 1082.

对碳青霉烯类的耐药率都较高。①

透明在国际范围内已成为打击组织和个人不当行为不可或缺的要素和制度强化的关键措施。许多国家、组织都在医疗领域促进透明，促进医疗服务提供方改善质量。②

美国从建国初期就注重透明价值，践行信息透明公开，并于2009年起强化透明制度建设。美国健康保健财务管理局（Health Care Financing Administration，HCFA），现为医疗保险与救助服务中心（Centers for Medicare and Medicaid Services，CMS），从1986年开始，根据复杂的统计模型计算结果，定期公布各医院的患者死亡率。③ 1986年，美国宾夕法尼亚州通过立法成立了卫生数据委员会（Health Data Council），该组织的主要职责就是收集、分析各层级医院及医生的医疗服务质量信息和价格信息，并向社会进行透明公开。从2002年开始，美国的伊利诺伊州、宾夕法尼亚州、密苏里州和佛罗里达州4个州通过了相关法律，强制要求医疗机构透明公开院内感染发生率。④

在英国，具有代表性的是国家病人安全中心（National Patient Safety Agency，NPSA）和社会保健监督委员会（Social Care Oversight Committee，SCOC），其政府依赖于国内不同的独立和专业的监管机构而实现了自身职能的转变。NPSA通过制订向卫生部报告的标准和要求，推进国家卫生服务系统（National Health System，NHS）的

---

① 胡付品：《2005—2014年CHINET中国细菌耐药性监测网5种重要临床分离菌的耐药性变迁》，《中国感染与化疗杂志》2017年第1期。

② Mukamel D. B., Haeder S. F., Weimer DL., "Top – down and bottom – up approaches to health care quality：the impacts of regulation and report cards", *Annual Review of Public Health*, No. 35, 2014, pp. 477 – 497.

③ Fung C. H., et al., "Systematic Review：the evidence that publishing patient care performance data improves quality of care", *Annals of Internal Medicine*, Vol. 148, No. 2, 2008, pp. 111 – 123.

④ Ketelaar N. M., et al., "Public release of performance data in changing the behaviour of healthcare consumers, professionals or organisations", *Cochrane Database of Systematic Reviews*, No. 11, 2011, p. CD004538.

主动信息公开制度。该组织对上报来的信息进行认真核查、整理、分析，并且适时地发布不良医疗事件的信息，从而为相关组织和公众个体提供医疗质量、患者安全方面的反馈信息。

德国政府疾病基金会收集国内所有医院的相关信息和数据，每隔两年就会在互联网上透明公开质量报告，并制定和通过了《加强法定医疗保险竞争法案》以提高各层级医院的医疗服务效率和医疗服务质量。从 2005 年 9 月开始，德国就将收集的 1983 家急救医院的医疗质量报告公布在互联网上，供社会组织和个人自由获取和监督。

加拿大的医院医疗服务质量公开报告开始于 1997 年。当时来自加拿大多伦多大学管理和评价部门、卫生政策部门以及医学院的 6 位研究人员对多伦多省内的所有医院的概况进行深入地、系统地回顾，产生了关于住院病人的急救质量报告。1999 年，加拿大将心肌梗死的治疗及各个医院的医疗质量进行了比较和透明公开。[①]

中国国家卫生健康委员会（原国家卫生部）对医疗服务领域公众反映最为强烈的突出问题进行调研，结果表明，反映最强烈的问题之一便是医疗信息透明。[②] 2003 年突如其来的 SARS 凸显了我国医疗质量信息透明公开方面的严重滞后性，而经历了这一次公共卫生危机的社会公众对医疗信息公开有了更深的认知和需求。SARS 之后，国务院颁布了《突发公共卫生事件应急条例》，规定政府相关部门应及时、准确、全面地发布突发公共卫生事件的详细信息。

近年来，我国政府及有关行政主管部门制定和颁发了一系列的文件来促进和规范医疗相关信息的透明公开。在《中共中央办公厅、国务院办公厅关于进一步推行政务公开的意见》指导下，如《卫生部关于全面推行医院院务公开的指导意见》《关于深化卫生政务公开加强

---

① Naylor C. D., Slaughter P. M. P., Cardiovascular health and services in Ontario: an ICES atlas, Institute for Clinical Evaluative Sciences, 1999.

② 国家卫生和计划生育委员会：《关于印发进一步改善医疗服务行动计划的通知》，2014 年。

卫生政务服务的意见》《医疗卫生服务单位信息公开管理办法（试行）》《互联网医疗卫生信息服务管理办法》《医疗广告管理办法》《虚假违法广告专项整治工作方案》《抗菌药物临床应用管理办法》等强调了医疗信息的监管和透明，强调了要建立信息透明公开、多方参与监督的监管制度等。上述列举的众多国务院、部门政策文件的制定与实施，都表明了我国对医疗信息管理和透明公开的关注与重视。

国际上越来越多的推广使用信息透明方式改善医疗质量，但缺乏作用机制的实证研究。Fund 等通过文献系统综述，指出在医疗质量信息公开下，主要通过两个方式：选择途径和改变途径实现医疗质量的改善。[1] Frølich 等提出了公开报告的理论概念框架。该框架基于经济学、心理学和组织行为学等理论和相关研究文献指出，纯粹的质量信息公开可以通过三个方面的刺激压力推动服务提供方的质量改善：一是病人基于质量信息的选择压力，二是支付者或管理者的对于信息公开的考核压力，三是自己名誉、工作满意度的形象压力。[2]

本研究的开展具有重要意义。（1）理论意义：拓展透明监管的理论研究新方向，以期产生药品使用创新性的透明监管模式与机制。（2）现实意义：通过在用药及其他医疗领域监管中运用有效的监管透明作用机制，促进信息公开透明、提高公共管理效率、促进政策目标实现。

第二节　关键概念的内涵

一　透明

根据 Florini 提出的关于透明度的阐释，透明即是秘密的反面，

---

[1] Fung C. H. , et al. , "Systematic review: the evidence that publishing patient care performance data improves quality of care", *Annals of Internal Medicine*, Vol. 148, No. 2, 2008, pp. 111 - 123.

[2] Frølich A. , et al. , "A behavioral model of clinician responses to incentives to improve quality", *Health Policy*, Vol. 80, No. 1, 2007, pp. 179 - 193.

是与所展现出来的行动完全一致的信息，意味着公开所有决策过程。[①] 根据 Williams 的阐释，透明是使政策和绩效责任明确的重要工具，分享信息是一种很好培育均衡力量和做出负责任决定的方式。[②] 透明是公共政策的理想状态，从而接受来自社会各个层面的广泛监督。通过提供足够的信息，社会公众能够在法律法规范围内清楚地了解和知晓相关政策发展过程和结局。[③]

二 监管透明

Mcgivern 和 Fisher 指出了监管透明（regulatory transparency）在医疗领域的实质。在高度复杂的临床专业实践领域，监管者通过提供医疗质量信息、既定规范中清晰界定的行为要求，使之可以被公众监督和比较，从而促使医生关注"正确"行为，组织和调整自己的临床实践。[④]

三 觉察压力

Lazarus 和 Launier（1978）认为"压力是需要或超出正常适应反应的任何状况"；Fink 把压力定义为"对个体生理和心理真正的或被认为的威胁，将导致生理的或行为的反应"[⑤]。客观存在的压力是否对个体造成影响或者造成多大的影响，主要取决于个体对于压力事件的解释和觉察。区别于以往大多着眼于客观存在的生活事件的压力研究，觉察压力经由个体对压力事件的解释和评价进行测量。Cohen 等设计的觉察压力量表（perceived stress scale，PSS）用来评价个

---

① Florini A. , "The end of secrecy", Foreign Policy, No. 111, 1998, pp. 50 – 63.

② Williams A. , Transparency in the networked economy, Rise of the transparency network, 2003.

③ Hood C. , Heald D. , *Transparency: The key to better governance*? Oxford University Press, 2006.

④ Mcgivern G. , Fischer MD. , "Reactivity and reactions to regulatory transparency in medicine, psychotherapy and counselling", *Social Science & Medicine*, Vol. 74, No. 3, 2012, pp. 289 – 296.

⑤ 转引自张妍莘《工作压力研究综述》，《人力资源管理》2008 年第 12 期。

体的生活事件在怎样的程度上被觉察为压力。[①] 在本书中，透明觉察压力是指因透明信息公开事件所带来的，因公众形象、同行名誉，或者管理考核等潜在经济刺激等方面被医生觉察为压力的程度。

四 用药信息透明

用药信息透明是指医疗机构应主动或依据要求向卫生行政部门、药监部门、价格主管部门、患者、社会和处方医师透明公开与药品有关的 18 项信息，包括药品购销价格、常用药品价格、配备的国家基本药物名称和价格、购销数量、价格清单、处方管理情况（处方点评）、不良反应、医保患者使用的自费比例较高的药品等。

第三节 医疗质量透明监管现状

一 国内医疗信息透明公开

笔者未能够检索到国内针对医疗质量信息透明作用机制的研究文献。目前研究多集中在透明公开实践意义的探讨，相关理论模式、透明现状的分析。[②]

谢亚江等认为医疗服务信息的透明公开，应该是医院积极融入市场，参与市场竞争的一个重要手段。[③] 吴晓燕认为开展院务公开，不仅可以加强民主管理、民主监督，也能带来良好的社会效益，或者产生潜在的经济效益。[④] 陆晓露等对中国公立医院的信息公开模式进行了分析探讨，指出"披露—分析—发布—惩罚"模式（Disclosure – Analysis – Dissemination – Sanction，DADS）在完善医院信息

---

① Cohen S. , Kamarck T. , Mermelstein R. , "A global measure of perceived stress", *Journal of Health and Social Behavior*, Vol. 24, No. 4, 1983, pp. 385 – 396.

② 张春梅：《中国公立医院医疗服务信息披露规制研究》，博士学位论文，华中科技大学，2011 年。

③ 谢亚江、周蜀渝：《浅析医疗信息公开对慢性病患者就医行为的引导作用》，《中国现代医院管理杂志》2006 年第 4 期。

④ 吴晓燕：《坚持"院务公开"共建和谐医院》，《江苏卫生事业管理》2008 年第 3 期。

公开中的作用，提出在目前的公立医院公益性回归的诉求和政府职能转变的背景下，DADS 模式在促使政府职能转变，完善信息传递和医疗服务监管体系，改善监管效果等方面具有借鉴意义。[1] 李慧娟在公立医院政府监管 DADS 理论模式研究中指出，透明相关利益群体能够获取各自的信息与报告，对于发挥透明作用有重要影响。[2] 但是，中国现在的医疗服务信息公开环境下，医护人员对信息公开的觉察态度为不满意或者一般；一半以上的医护人员表示不太关注披露的信息。熊玉琦等围绕基层医疗机构的药品使用信息透明化建设的目标，初步建立了基层医疗机构药品使用信息公开评估指标体系，初步明确了基层医疗卫生机构用药信息需透明公开的内容维度及评价方法。[3]

二 国外医疗质量透明监管

国外实施医疗质量信息透明监管已有二十几年的历史，开展了很多这个领域的定性和定量的研究。[4][5][6] 美国是医疗质量信息公开最早的国家，从 1986 年开始，定期公布各医院的风险，调整患者死亡率。从 2002 年开始，医院机构评审认证联合会（Joint Commission on Accreditation of Healthcare Organizations，JCAHO）要求医院信息透

---

[1] 陆晓露等：《信息不对称下公立医院信息公开模式的探讨》，《中国医院管理》2012 年第 7 期。

[2] 李慧娟：《基于信息披露的公立医院政府监管模式研究》，硕士学位论文，华中科技大学，2009 年。

[3] 熊玉琦、张小鹏、张新平：《基层医疗机构药品使用信息公开评估指标体系研究》，《中国医药科学》2012 年第 7 期。

[4] Ketelaar N. M., et al., "Public release of performance data in changing the behaviour of healthcare consumers, professionals or organisations", *Cochrane Database of Systematic Reviews*, No. 11, 2011, p. CD004538.

[5] Basu S., et al., "Comparative performance of private and public healthcare systems in low - and middle - income countries: a systematic review", *PLoS Medicine*, Vol. 9, No. 6, 2012, p. e1001244.

[6] Tavare A., "Performance data: ready for the public?" *The British Medical Journal*, Vol. 345, No. 7864, 2012, pp. 21 - 23.

明公开。[①] Fund 等收集相关的文献证据表明公开透明的医疗绩效信息能够改善医院层面的服务质量。[②] 医院医疗服务信息的透明公开对患者选择高质量的医疗机构、医疗服务提供者有着非常重要的影响。[③] Mcnamara（2006）等甚至指出，服务提供方的透明报告卡制度可以作为发展中国家改善卫生服务机构社会信任度的工具。[④][⑤]

国外虽然信息公开政策和实践已经开展实施了很长一段时间，但是对医生个体和医生群体的行为作用机制研究都偏少，而且难以获得。Fund 等基于文献综述，提出在医疗质量信息公开下，选择途径和改变途径是实现医疗质量改善的两个主要方式。Frølich 等提出了公开报告的行为概念框架模型。该框架基于经济学、心理学和组织行为学等理论和相关研究文献指出，纯粹的质量信息公开可以通过患者选择、支付者考核以及自身名誉感等的刺激压力推动服务提供方的质量改善。[⑥] 在宾夕法尼亚州和纽约州 Cardiac Surgery Reporting System（CSRS）实施后，关于服务提供者态度的调查开始增多。调查主要反映了医生的担忧和压力，大部分对报告制度持负面态度。[⑦][⑧] 在

---

① Joint Commission On Accreditation Organizations, Ongoing Activities: 2000 to 2004 Standardization of Metrics, 2002.

② Fung C. H., et al., "Systematic review: the evidence that publishing patient care performance data improves quality of care", *Annals of Internal Medicine*, Vol. 148, No. 2, 2008, pp. 111 – 123.

③ Faber M., et al., "Public reporting in health care: how do consumers use quality – of – care information? A systematic review", *Medical Care*, Vol. 47, No. 1, 2009, pp. 1 – 8.

④ Mcnamara P., "Provider – specific report cards: a tool for health sector accountability in developing countries", *Health Policy and Planning*, Vol. 21, No. 2, 2006, pp. 101 – 109.

⑤ Barr J. K., et al., "Using public reports of patient satisfaction for hospital quality improvement", *Health Services Research*, Vol. 41, No. 31, 2006, pp. 663 – 682.

⑥ Frølich A., et al., "A behavioral model of clinician responses to incentives to improve quality", *Health Policy*, Vol. 80, No. 1, 2007, pp. 179 – 193.

⑦ Schneider E. C., Epstein A. M., "Influence of cardiac – surgery performance reports on referral practices and access to care. A survey of cardiovascular specialists", *The New England Journal of Medicine*, Vol. 335, No. 4, 1996, pp. 251 – 256.

⑧ Hannan E. L., et al., "Public release of cardiac surgery outcomes data in New York: what do New York state cardiologists think of it?" *American Heart Journal*, Vol. 134, No. 6, 1997, pp. 1120 – 1128.

美国全国范围内开展的一项研究指出，1444 名接受干预的心脏病医师中的 88% 表示在医生层面的结果公开后，因为监管透明的压力会选择回避治疗高风险的病人。[1] 另一项针对纽约州的心脏外科医生的调查结果显示，在过去的一年里，67% 医生曾经拒绝至少一个高风险病人。[2] 在英国开展的一项针对心脏外科医生的调查结果显示，大部分的医生（68.8%）不欢迎医生个体层面的数据公开信息，认为报告会提高相关治疗标准，暗示着其中医生感知压力和行为刺激。[3] McCormick 等研究发现在已公开的绩效指标上做得较差的保险计划比那些做得好的更倾向于退出透明公开，因为绩效较差的保险计划在公开后面临市场不利的竞争压力。[4]

医疗领域透明监管虽然历时已久，但是对于医生或医生群体在公开报告绩效数据下质量改善的行为影响的证据是非常缺乏的，而且许多信息公开系统都缺乏严谨而科学的评价。[5][6] 医疗质量信息透明目前多处于实践层面，缺乏作用机制理论和实证研究。在透明公开之下，有哪些潜在的刺激，以及其如何影响医生的临床实践暂时还不清楚。

---

[1] Pettijohn T. L., Lawrence M. E., "The impact of outcomes data reporting on access to health care of high – risk patients to interventional cardiologists in the United States", *Journal of Invasive Cardiology*, Vol. 11, No. 3, 1999, pp. 111 – 115.

[2] Burack J. H., et al., "Public reporting of surgical mortality: a survey of New York State cardiothoracic surgeons", *Annual of Thoracic Surgery*, Vol. 68, No. 4, 1999, pp. 1195 – 1200.

[3] Maytham G., Kessaris N., "A change in opinion on surgeon's performance indicators", *Interactive Cardvovascular and Thoracic Surgery*, Vol. 12, No. 4, 2011, pp. 586 – 589.

[4] Mccormick D., et al., "Relationship between low quality – of – care scores and HMOs' subsequent public disclosure of quality – of – care scores", *The Journal of the American Medical Association*, Vol. 288, No. 12, 2002, pp. 1484 – 1490.

[5] Fung C. H., et al., "Systematic Review: the evidence that publishing patient care performance data improves quality of care", *Annals of Internal Medicine*, Vol. 148, No. 2, 2008, pp. 111 – 123.

[6] Ketelaar N. M., et al., "Public release of performance data in changing the behaviour of healthcare consumers, professionals or organisations", *Cochrane Database of Systematic Reviews*, No. 11, 2011, p. CD004538.

第四节　研究假设

在医疗卫生保健领域中，服务提供者的行为受到非常复杂因素的影响，包括经济的和心理等方面的因素。对行为本身有影响的因素具体还包括个体对于刺激压力所产生的反应程度、本地医疗卫生保健市场、个人所处的医疗机构环境、诊断治疗的患者。[1]

Frølich 等针对目前世界上越来越广泛的基于绩效的支付制度或者绩效公开报告（或者两者皆有），首次提出了透明监管下临床服务提供者行为刺激概念模型。[2] 在此模型中，包括刺激压力源：经济的、名誉的等；调节变量或者能动因素：环境的、组织层面的、服务提供者的或者患者的特征（见表1-1）。

表1-1　　外部刺激下临床服务提供者行为改变的概念模型

概念模型一维度	概念模型二维度	具体方面或变量
刺激来源特征	经济刺激特征的	潜在收入影响：所能产生的经济效应；个人收入占总收入的比例确定
		对成本的影响：伴随的直接成本或者机会成本
	荣誉、名誉特征的	目标受众：消费者、健康计划、雇主，或者前者的结合
		市场方面的努力：确保数据送达目标受众的努力程度
		信息展示的清晰性：目标受众理解数据的能力

---

[1] Hafner J. M. , et al. , "The perceived impact of public reporting hospital performance data: interviews with hospital staff", *International Journal for Quality in Health Care*, Vol. 23, No. 6, 2011, pp. 697-704.

[2] Frølich A. , et al. , "A behavioral model of clinician responses to incentives to improve quality", *Health Policy*, Vol. 80, No. 1, 2007, pp. 179-193.

续表

概念模型一维度	概念模型二维度	具体方面或变量
刺激来源特征	其他方面的	感知的显著性：提供者是否认为对刺激的反应是重要的
		感知的可及性：完成任务的难易程度
		测量的绩效领域：结构、过程、结果
影响变量	诱发因素	环境的经济特征：个人收入中来源服务收费、工资报酬、人头费的比例；其他刺激的数量多少
		服务提供者的特征：人口学特征、专业及其他不容易改变的因素；服务量
		市场特征：例如社区层次的专业竞争程度
	使能因素	组织机构特征：能力，例如信息系统，指南使用和反馈；领导力、文化等
		患者特征：人口学特征，及其他不容易改变的因素；医疗保险种类、收益结构

透明监管包含的信息首先反映出个人的专业水平，因此医生具有改善质量的内在意愿。[1] 潜在的消费者和支付者都会查阅到相关信息[2]，所以公开报告会产生某种改善服务质量的经济刺激压力。[3] 该刺激压力来源于质量差者会失去就诊的患者，显然这种经济刺激压力到底有多强，并不能准确计算出来。

透明监管还会产生名誉方面的刺激压力，因为公开的报告将会被同行和社会公众看到，而他们都希望尽量在众人面前展示好的表

① Friedberg M. W., et al., "Physician groups' use of data from patient experience surveys", *Journal of Geneval Internal Medicine*. 2011, 26 (5): 498 – 504.

② Hibbard J. H., et al., "An experiment shows that a well – designed report on costs and quality can help consumers choose high – value health care", *Health Affairs（Millwood）*, Vol. 31, No. 3, 2012, pp. 560 – 568.

③ Berger Z. D., et al., "Can public reporting impact patient outcomes and disparities? A systematic review", *Patient Education and Counseling*, Vol. 93, No. 3, 2013, pp. 480 – 487.

现。[1] 特别的，透明公开有非常重要的非经济刺激压力，如他们的名誉感和荣誉感、服务提供者本身的自尊和工作满意度等。荣誉刺激压力如何影响医生行为的研究很少，绝大多数都关注于直接的经济刺激压力。事实上，荣誉刺激压力蕴含着经济激励[2]，只不过这个部分对于收入的影响非常难以计算。

激励理论认为个体感知压力对工作效率有积极的影响，认为压力是激励个人好的绩效的催化剂和推动力。较强的感知压力可以使人提高忍受力，增强机体活力，更加集中注意力，并减少不必要的错误发生。[3] 至于透明监管导致服务质量改善的机制主要是：消费者对于医生的选择压力，支付者（考核者）对于该数据的使用的考核压力，提供者本身出于名誉感、满意度对于服务质量改善所做出的努力。[4][5] 透明监管能产生多大刺激取决于消费者、卫生计划购买者和服务提供者本人对于透明信息的理解和认识。因此，使信息使用者能够很容易获得这方面的信息，以及对此进行很好地理解都是名誉刺激压力能够产生影响的重要因素。[6][7]

到目前为止，运用上述概念模型很好地解释临床服务提供者行

---

[1] Frølich A. , et al. , "A behavioral model of clinician responses to incentives to improve quality", *Health Policy*, Vol. 80, No. 1, 2007, pp. 179 – 193.

[2] Romano P. S. , Rainwater J. A. , Antonius D. , "Grading the graders: how hospitals in California and New York perceive and interpret their report cards", *Medical Care*, Vol. 37, No. 3, 1999, pp. 295 – 305.

[3] 吴宗杰：《关于激励与管理压力的研究》，《淄博学院学报》（社会科学版）2000年第 4 期。

[4] Hibbard J. H. , Stockard J. , Tusler M. , "Does publicizing hospital performance stimulate quality improvement efforts?", *Health Affairs* (*Millwood*), Vol. 22, No. 2, 2003, pp. 84 – 94.

[5] Marshall MN. , et al. , "Public reporting on quality in the United States and the United Kingdom", *Health Affairs* (Millwood), Vol. 22, No. 3, 2003, pp. 134 – 148.

[6] Vaiana M. E. , Mcglynn E. A. , "What cognitive science tells us about the design of reports for consumers", Medical Care Research Review, 2002, Vol. 59, No. 1, pp. 3 – 35.

[7] Schneider E. C. , Epstein A. M. , "Use of public performance reports: a survey of patients undergoing cardiac surgery", *The Journal of the American Medical Association*, Vol. 279, No. 20, 1998, pp. 1638 – 1642.

为改变的实证研究基本没有，也没有一个完整的能够解释压力是如何工作的综合机制，而且理论探讨和发表的文章都十分缺乏。[①]

　　基于上述理论分析，本书提出透明公开的觉察压力作用机制（研究假设）：处方质量信息透明使医生产生觉察压力，从而影响和调节医生的处方实践行为。具体研究问题分解为：（1）处方质量信息透明是否会让医生产生相应的觉察压力？（2）觉察压力与医生处方行为之间是否存在调节效应的关系？如何促进透明觉察压力对处方行为的调节作用？

---

① Frølich A. , et al. , "A behavioral model of clinician responses to incentives to improve quality", *Health Policy*, Vol. 80, No. 1, 2007, pp. 179 – 193.

第二章　文献综述

透明已成为打击组织和个人不当行为不可或缺的要素和制度强化的关键手段。透明价值体现在不易受到腐败和不道德行为的侵蚀，有利于提升组织自治能力。服务供方、购买方、需方等之间存在严重的信息不对称，造成了社会各阶层广泛诟病的医疗腐败，造成了医疗不道德行为等的发生，同样也造成了医疗服务质量的监管力缺失。

美国从建国初期就注重透明价值，践行监管透明，并于2009年起强化透明制度建设。2008年，我国颁布和实施了《中华人民共和国政府信息公开条例》，要求各级政府部门全面统筹信息公开工作，深入开展信息公开工作，而2012年党的十八大又进一步强调完善办事公开制度。我国在医疗卫生领域也开展了相关实践，强调医疗质量信息的透明监管，建立信息透明公开、社会多方参与的监管制度。

第一节　国内医疗信息透明的研究现状

一　中国医疗信息公开透明的政策和实践

2003年突如其来的SARS，突出反映了我国医疗服务信息透明公开管理方面所存在的严重滞后性。经历这次公共卫生危机事件后，公众也深刻认知到了医疗服务信息透明的重要性和必要性。SARS之后，中华人民共和国国务院颁布了《突发公共卫生事件应急条例》，条例规定政府相关部门应准确、及时、全面地公开发布突发公共卫生事件发生时的详细信息。这是我国建设卫生信息公开制度进程中走出的具有跨越性的一步。

在此之后，一系列的政策法规由国家相关部门制定和出台，医疗服务信息透明公开工作得以快速推进。《传染病防治法》规定政府应当及时、准确公布传染病的发生、发展和防治信息；《卫生部关于加强卫生行业作风建设的意见》规定医疗卫生机构要建立和完善办事公开制度，卫生行政部门要建立健全医院评价制度和信息发布制度，定期将相应辖区内医疗机构的服务数量、服务质量、服务价格、单病种费用和医疗服务投诉处理情况等重要的、有参考价值的信息向社会发布和公示。

《关于全面推行医院院务公开的指导意见（征求意见稿）》中明确提出了医院院务透明公开应该包括向哪些群体公开，在指导意见中提出的两大主体：一是社会公众，二是医院内部职工。《院务公开目录（征求意见稿）》又进一步根据透明信息的使用对象，将医院透明公开的信息划分为三类：一是面向社会的公众，二是面向前来就诊的患者，三是面向医院内部员工。这些国家制定和出台的指导意见、规范性政策文件都表明了我们国家对于医疗卫生领域内信息透明监管越来越关注，越来越重视。2008年5月，我国正式颁布了《中华人民共和国政府信息披露条例》，这一重要举措标志着从这一刻起政府信息披露上升到了法律的高度，而该条例的出台也为《医疗卫生服务机构医疗信息公开管理办法》的颁布和实施奠定了基础。

我国各地卫生行政部门在严格实施国家有关医院医疗服务信息公开的指导意见、规范性文件的同时，也在不断探索和创新信息透明工作，并产生了广泛的社会影响。2002年，吉林省成立了一个名为医院评价工作组的部门，对全省范围内的市级及市级以上运营规模较大的20家医院的共计20项指标进行了数据收集、统计分析，指标包括药品价格、门诊病人例均费用、单病种费用和住院病人例均费用等，并在新闻媒体上向社会公众透明公开。①

2002 年 10 月，宁夏卫生厅选取了年住院量、年门诊量和年出院病人治愈好转率等 10 个项目的指标，对银川地区二级以上医疗机构的医疗服务质量情况进行了透明公开。在公布上述指标的同时，还公布了全国省、市和县级医院的人均门诊费用、人均住院费用，以方便社会公众、患者进行直接的比较，形成社会监督。该自治区卫生厅更明确提出要求，各级卫生行政部门和医疗机构要实行"一把手"负责制，以使透明公开工作得以贯彻实施。②

2009 年起，甘肃省卫生厅要求全省各级公立医疗机构采用公开排队法治理过度医疗。甘肃省的办法是"两个排队"，即医疗机构进行"八排队"和医务人员进行"四排队"。医务人员"四排队"是指根据总体用药量、抗生素使用量、抗生素中青霉素使用量、患者自费比例四个指标按月对医务人员进行排队和公开，对药品使用实施严格管理，以减少不合理用药，降低患者医疗风险、减轻经济负担。医疗机构"八排队"则是根据门诊输液人次占门诊总人次比例、医药收入占总收入比例、平均住院自费比例、平均门诊费用、平均住院费用、平均单病种费用、设备检查阳性率、患者满意率八个指标对医疗机构进行排队，通过透明监管，让社会监督，最终达到提高医疗质量的目标。湖北省、广东省、江西省等各地卫生行政部门对医院的医疗服务质量信息也采取了其他形式进行透明公开。

国内各大医院从实际出发，树立"以病人为中心"的理念，积极深化透明公开的内容，切实保障公众、医院职工的基本知情权和广泛监督权。透明度公开对预防和治理腐败有良好作用，推动了医院管理科学化、民主化、规范化建设。③ 医院服务质量信息的公开

---

① 张春梅：《中国公立医院医疗服务信息披露规制研究》，博士学位论文，华中科技大学，2011 年。

② 李慧娟：《基于信息披露的公立医院政府监管模式研究》，硕士学位论文，华中科技大学，2009 年。

③ 赵丽清、郭启勇、徐建军：《实行院务公开 强化民主管理》，《中国劳动关系学院学报》2006 年第 1 期。

促进了各级医院之间的同行比较，同时在很大程度上方便了有医疗需求的患者根据各医疗机构医疗服务信息和自身实际选择合适的医院。2012年全国卫生工作会议上，时任卫生部部长陈竺提出，各级卫生行政部门要建立和完善医疗服务信息公开发布制度，对本辖区内医疗机构进行深入调查和准确收集数据，将他们医疗服务安全、质量、费用等信息进行排序后定期向社会公开；要把改革对医疗机构的监管方式作为深化改革的一个重要抓手和突破口，推动医疗机构改进医疗服务质量。①

二 中国医疗服务信息透明的研究现状

谢亚江等认为医院积极参与市场竞争的一个非常重要手段就是医疗服务质量信息的透明公开。② 吴晓燕也认为开展院务透明公开不仅可以加强医院的民主监督和民主管理，也能够带来一些良好的社会效益，能够刺激潜在的经济效益。实践结果表明，实施了良好的透明公开工作后，明显降低了各类医疗纠纷，有关意见、批评、投诉三类来信也明显下降。③

吕晓艳等指出，医院应积极主动地透明公开硬件指标（医疗设备）、软件指标（经营指标与人力资源指标）两大方面的质量信息。我们所熟知的经营指标，包括治愈率、单病种的诊疗人次、单病种的住院率、单病种的人次均医疗费用、住院人均医疗费用等。而人力资源指标主要指医院院内医生的个人专业信息，包括毕业院校、最高学历和主治方向；擅长诊治的疾病（诊治病人数及治愈率/控制率）、擅长的手术（年手术例数及该手术的成功率）、临床工作年限等。④ 在当前中国公立医院改革进程的大背景下，周巍等也建议中国

① 潘多拉：《以信息公开促进医疗机构良性竞争》，《中国卫生人才》2012年第2期。
② 谢亚江、周蜀渝：《浅析医疗信息公开对慢性病患者就医行为的引导作用》，《中国现代医院管理杂志》2006年第4期。
③ 吴晓燕：《坚持"院务公开"共建和谐医院》，《江苏卫生事业管理》2008年第3期。
④ 吕晓艳、仲健心：《解决医疗费用必由之路——信息公开》，《上海管理科学》2005年第1期。

公立医院信息公开应增加医院运营状况、财务状况等核心内容。①

　　陆晓露等②对公立医院信息公开模式进行了探讨，分析披露—分析—发布—惩罚（Disclosure - Analysis - Dissemination - Sanction，DADS）模式在完善医院信息公开中的作用。DADS 模式在完善信息传递和医疗服务监管体系，重构医患和谐关系，再塑医院公信力等方面具有重要意义。赵晓瑾对 PDCA 循环在医院院务公开管理中的意义和应用进行探讨研究，认为医疗信息透明在提高医院核心竞争力，构建和谐和诚信医院的过程中具有良好作用。③

　　张佩佩等基于公立医院使命管理的目标，围绕信息公开所涉及的各个方面初步设计了相关的评价项目。该评价标准体系主要包括三方面：一是信息公开的内容，二是信息公开模式，三是信息公开系统的质量。④ 熊玉琦等围绕推进基层医疗机构药品使用信息透明化建设的目标，初步建立了基层医疗机构药品使用信息公平评估指标体系。⑤ 另外，通过收集和分析我国国家层面与用药有关的政策文件、规范性文件，检索省市相关网站中与用药有关的信息，当前医疗机构用药信息公开制度现状是用药信息公开法律体系不健全，信息公开主体、公开对象不够明确，透明公开方式不完善，缺乏处方点评等信息的公布。⑥

　　国内研究处于实践经验层面的探讨，或是对医疗信息公开现状的调查和描述，还未见有透明监管相关理论和作用机制的研究。

① 周巍等：《澳大利亚三级公立医疗机构信息公开与透明探析》，《中国卫生事业管理》2012 年第 12 期。
② 陆晓露等：《信息不对称下公立医院信息公开模式的探讨》，《中国医院管理》2012 年第 7 期。
③ 赵晓瑾：《PDCA 循环在医院院务公开管理中的研究与实践》，《中国农村卫生事业管理》2013 年第 6 期。
④ 张佩佩、张丽军：《基于公立医院使命管理信息公开评价体系研究》，《中国医院管理》2012 年第 3 期。
⑤ 熊玉琦、张小鹏、张新平：《基层医疗机构药品使用信息公开评估指标体系研究》，《中国医药科学》2012 年第 7 期。
⑥ 熊玉琦、张新平：《基层医疗卫生机构用药信息公开制度分析》，《医学与社会》2012 年第 7 期。

第二节　国外医疗信息透明的研究现状

一　医疗信息公开的主体及内容

1. 政府部门

美国健康保健财务管理局（HCFA），现为医疗保险与救助服务中心（CMS），从 1986 年开始，根据统计模型计算结果，CMS 定期公布各医院的风险调整的患者死亡率。由于数据质量和公开的适宜性广受评论，至 1992 年这种详细公开医院死亡率的报告卡暂停公布。包括纽约州和宾夕法尼亚州在内的几个州专门发布医院心脏外科死亡率的数据。2002 年，医院机构评审认证联合会（JCAHO）开始要求医院主动进行信息透明公开。[①] 2003 年，CMS 更是明确地指出了医院医疗服务质量要达到自愿、公开、透明。

2. 行业协会

英国具有代表性的是两个独立的专业性监管机构：社会保健监督委员会（SCOC）和国家病人安全中心（NASP），其政府通过借助于这些第三方监管机构实现了自身职能的转变。NASP 通过制订向卫生部报告的明确标准和详细要求，从而推动国家卫生服务系统（NHS）的主动信息公开制度的建设。该机构对下面上报的信息进行反复核查、整理编辑、分析和发布不良事件信息，为社会组织和公众提供病人安全和医疗质量的信息；同时实时监控、追踪医疗差错等对患者构成安全威胁的不良事件。2004 年，英国开始实施对其全科医师的医疗质量信息的透明与公开。[②]

---

① Joint Commission On Accreditation Organizations, Ongoing Activities: 2000 to 2004 Standardization of Metrics, 2002.

② Mcdonald R., Roland M., "Pay for performance in primary care in England and California: comparison of unintended consequences", *Annals of Famuly Medicine*, Vol. 7, No. 2, 2009, pp. 121 – 127.

德国政府疾病基金会调查与收集所有医院相关数据，每隔两年就会在互联网站上透明公开医院的医疗质量报告。这样做的目的是非常明确的，就是要帮助健康保险公司、就诊病人以及社区医师在选择医院的时候获得具有较高价值的参考信息，从而纳入他们的决策参考之中。① 调查结果表明，透明公开的指标对就诊病人和转诊医师都是有价值的，对他们如何选择医疗机构有影响。但近三分之一的指标（主要是医院结构特征）对于就诊病人和转诊医师来说的实用价值不大，建议删除，而应该增加那些反映病人就诊经历的指标和质量指标，如医院职工的服务态度、患者满意度、离居住地的距离等。②

3. 购买者联盟

在美国，太平洋健康商业组织（PBGH）是加利福尼亚州的很大的一个雇主集团。该组织成立的一个重要主旨就在于促进医疗质量信息公开，从而实现为他们的雇员以及为其他加州居民能够获得比较高质量的医疗服务。信息公开内容包括健康保险计划、医疗机构及医疗团队信息，甚至还有医生个体信息。另外，跳蛙集团（Leapfrog Group）是世界上财力雄厚的公司，其角色是医疗服务购买者。该组织虽然本身并不透明公开医疗质量信息，但其对医疗服务过程设定出清晰的标准，并鼓励医疗服务的购买者对服务提供方提出这些标准和要求。

4. 其他组织机构

美国国家质量论坛（National Quality Forum）是公私联营的非营利性机构，出台或核准质量评估的核心方案，以及标准化的数据采集、评价细则、核实与督导等工具方法，促进医疗质量透明报告。

---

① Geraedts M. , Schwartze D. , Molzahn T. , "Hospital quality reports in Germany: patient and physician opinion of the reported quality indicators", *BMC Health Services Research*, No. 7, 2007, p. 157.

② Geraedts M. , Selbmann H. K. , Ollenschlaeger G. , "Critical appraisal of clinical performance measures in Germany", *International Journal for Quality in Health Care*, Vol. 15, No. 1, 2003, pp. 79 – 85.

全国质量保证委员会（NCQA）是一个完全私立的、非营利性组织，其评估健康维护组织（HMOs）的健康服务质量，并且将 HMOs 的比较性信息公布在 NCQA 网站上。NCQA 的数据库（Healthcare Effectiveness Data and Information Set，HEDIS）是最古老、最知名的公众报告系统，主要用来评估越来越多的技术性的治疗程序，数据来自对行政管理及医疗记录的回顾。

医院评级（Health Grades）是一个营利性的组织机构，它主要是利用跳蛙集团、CMS 透明公开的质量数据或者自己收集的数据开展进一步的梳理和分析，对不同性质的医疗机构的质量信息进行评级与公布，包含医院的患者死亡率、并发症发生率以及就诊费用等信息。透明公开的医疗质量信息一部分是需要支付购买的，而另一部分则是免费可获取的。

加拿大的医院质量报告开始于 1997 年。6 位多伦多大学的研究人员来自于不同的学科领域，包括公共管理、卫生政策以及医学院等，首次提出关于住院病人的急救质量报告。1999 年，加拿大出版了《多伦多心血管健康和服务》，第一次将心肌梗死的治疗及各个医院的医疗质量进行了透明公开。[①] 随着质量报告卡项目的发展，医院医疗质量信息透明公开工作形成了以多伦多大学为主的研究合作体，至今已有很多其他组织参与了信息公开的研究和质量改进工作。

二 医疗信息公开的形式

美国各机构主要是通过网站定期公开医疗服务信息。在公开过程中尽量采取通俗易懂的表达方式，尤其对医学相关的专业性术语进行注释，帮助公众对医疗质量信息理解和利用。社会公众是否对信息关注和感兴趣是很重要的。随着时代的发展，公众获取和接纳信息的偏好也在发展。美国的研究者在医疗质量信息公开的形式方面开展了各种各样的调查与研究，很重要的一个核心便是提高社会

① Naylor C. D., Slaughter P. M. P., Cardiovascular health and services in Ontario: an IC-ES atlas, Institute for Clinical Evaluative Sciences, 1999.

公众对公开的医疗服务信息的关注度，提高他们对信息的利用度。

美国全国质量保证委员会（NCQA）评估健康维护组织（HMOs）的健康服务质量，各 HMOs 的比较性信息也都公布在 NCQA 网站上。

德国也是采取互联网的方式进行质量公开。2005 年 9 月起，德国将 1983 家急救医院的医疗质量报告透明公开。

三 医疗信息公开的配套制度

全面推进医疗机构公开医疗质量信息需要有法律性的医疗质量公开信息制度的保障。起初美国 CMS 倡议医疗机构自愿公开医疗质量报告卡，但是当时予以响应的医院数量很少。2003 年，美国的联邦政府颁布和实施了《医疗保险处方药、改善和现代化法案》，规定不参与质量公开报告卡的医疗机构将被扣除 0.4% 的年度支付费用。从此之后，美国医疗质量透明公开工作具有了法律支撑，参与透明公开的医院数量急剧增加。现在，几乎所有的医院都已经加入质量公开报告卡制度，公开其医疗质量信息。[1]

四 医疗信息公开透明对医疗服务质量的影响

Fund 等收集相关的证据表明了公开透明的医疗绩效信息能够改善医院层面的服务质量。[2] 医院医疗质量信息公开透明对患者选择高质量的医疗机构有着非常重要的影响。[3] Mcnamara 甚至指出，服务提供方的报告卡制度可以作为发展中国家一个改善卫生服务机构社会信任度的工具。[4] 对于与卫生保健相关的感染的信息公开的关注

---

① Schneider E. C., Epstein A. M., "Use of public performance reports: a survey of patients undergoing cardiac surgery", *The Journal of the American Medical Association*, Vol. 279, No. 20, 1998, pp. 1638 – 1642.

② Fung C. H., et al., "Systematic review: the evidence that publishing patient care Performance data improves quality of care", *Annals of Internal Medicine*, Vol. 148, No. 2, 2008, pp. 111 – 123.

③ Faber M., et al., "Public reporting in health care: how do consumers use quality – of – care information? A systematic review", *Medical Care*, Vol. 47, No. 1, 2009, pp. 1 – 8.

④ Mcnamara P., "Provider – specific report cards: a tool for health sector accountability in developing countries", *Health Policy and Planning*, Vol. 21, No. 2, 2006, pp. 101 – 109.

度在增长，Mazor 指出患者会使用公开信息进行医疗机构的选择。[①]

Barr 等通过以 Rhode Island 作为案例来研究全国范围内医院患者满意度的影响。结果表明在全国范围内的公开能够明显增加医疗机构改善服务质量的努力。而且指出利益相关者的参与能够有效改善该措施的实施效果。[②] 该团队还从一个特别的角度研究了医生关于病人对于公开信息看法的反应。研究表明医生非常认真对待患者关于信息公开内容的疑问，并且会认真考虑患者根据信息公开内容作出的转诊建议，或者治疗偏好的选择。[③]

Tu Jv 等针对加拿大《多伦多心血管健康和服务》诊疗质量公开对医师以及服务质量影响进行了研究。[④] 研究发现大多数的医师是支持公开具体医院的急性心肌梗死治疗的死亡率，而且促进了多伦多很多医院服务质量的提升。根据 NYS CSRS 的一项研究，Hanna 等指出经风险调整的手术死亡率公开后，那些处于根据这个死亡率划分的各个百分位数上的外科医生的手术死亡率全部下降了。[⑤] Lindenauer 等通过研究观察 613 家在两年时间里公开服务质量信息并且结合支付制度的医院相对于那些仅透明公开信息的医院明显改善了临床质量，[⑥] 而 Pharm 表明了信息系统在质量报告公开中的重要性。[⑦]

---

① Mazor K. M., Dodd K. S., Kunches L., "Communicating hospital infection data to the Public: a study of consumer responses and preferences", *American Journal of Medical Quality*, Vol. 24, No. 2, 2009, pp. 108-115.

② Barr J. K., et al., "Using public reports of patient satisfaction for hospital quality improvement", *Health Services Research*, Vol. 41, No. 31, 2006, pp. 663-682.

③ Barr J. K., et al., "Physicians' views on public reporting of hospital quality Data", *Medical Care Research and Review*, Vol. 65, No. 6, 2008, pp. 655-673.

④ Tu J. V., Cameron C., "Impact of an acute myocardial infarction report card in Ontario, Canada", *International Journal for Quality Health Care*, 2003, Vol. 15, No. 2, 2003, pp. 131-137.

⑤ Hannan E. L., et al., "New York State's Cardiac Surgery Reporting System: four years later", *Annals of Thoracic Surgery*, Vol. 58, No. 6, 1994, pp. 1852-1857.

⑥ Lindenauer P. K., et al., "Public reporting and pay for performance in hospital quality improvement", *The New England Journal of Medicine*, Vol. 356, No. 5, 2007, pp. 486-496.

⑦ Pham H. H., Coughlan J., O'Malley A. S., "The impact of quality-reporting programs on hospital operations", *Health Affairs*, 2006, Vol. 25, No. 5, pp. 1412-1422.

　　有文献指出公开报告会导致一些不良结果出现。比如说患严重疾病的病人会更加难以获取应得到的医疗服务。Schneider 和 Epstein 发现宾夕法尼亚心脏手术医生不愿意为病重患者进行手术，从而导致该州高风险患者难以找到提供治疗服务的医生。[1] Burack 等[2]和 Narins[3] 等在纽约州的研究中都得到类似结论。Tu Jv 等对诊疗质量公开的研究也指出有许多人担心会出现潜在的管理数据库的误录入和一定的风险调整措施。[4] Schauffler 等就英国和美国加利福尼亚州的医疗质量信息透明报告进行比照分析，发现医疗信息透明导致的不良影响有：减少了医患互动；医师拒绝不符合"要求"的病人；医师不再努力去处理那些没有信息公开要求的病人的问题；患者对医师的满意感下降。[5]

　　McKibben 等综述相关文献得出结论，没有证据表明强制性的医疗报告卡制度能够明显改善服务质量。[6] 关于有效性、安全性和以病人为中心的公开报告的影响仍不确定。在护理领域中，Stevenson 也表明不确定医疗服务质量信息公开是否能显著改善护理质量。[7]

---

① Schneider E. C., Epstein A. M., "Influence of cardiac - surgery performance reports on referral practices and access to care. A survey of cardiovascular specialists", *The New England Journal of Medicine*, Vol. 335, No. 4, 1996, pp. 251 - 256.

② Burack J. H., et al., "Public reporting of surgical mortality: a survey of New York State cardiothoracic surgeons", *Annals of Thoracic Surgery*, Vol. 68, No. 4, 1999, pp. 1195 - 1200.

③ Narins C. R., et al., "The influence of public reporting of outcome data on medical decision making by physicians", *Archives of Internal Medicine*, 2005, Vol. 165, No. 1, pp. 83 - 87.

④ Tu J. V., Cameron C., "Impact of an acute myocardial infarction report card in Ontario, Canada", *International Joural for Quality Health Care*, 2003, Vol. 15, No. 2, 2003, pp. 131 - 137.

⑤ Schauffler H. H., Mordavsky J. K., "Consumer reports in health care: do they make a difference?", *Annual Review of Public Health*, No. 22, 2001, pp. 69 - 89.

⑥ Mckibben L., et al., "Ensuring rational public reporting systems for health care - associated infections: Systematic literature review and evaluation recommendations", *American Journal of Infection Control*, Vol. 34, No. 3, 2006, pp. 142 - 149.

⑦ Stevenson D. G., "Is a public reporting approach appropriate for nursing home care?", *Journal of Health Politics Policy and Law*, Vol. 31, No. 4, 2006, pp. 773 - 810.

第三节 针对医生群体医疗质量
透明影响的研究

透明监管对于医生和医生群体医疗质量影响的研究是很缺乏的。[1] 笔者检索中文文章，并没有发现针对此方面的研究。而在国外，虽然信息公开政策已经实施了很长一段时间，但是此方面研究非常少，对医生个体和医生群体的研究都偏少，而且难以获得。另外，研究结果争议很大，研究对象的主体绝大部分都是心脏外科医生。下面将分为定性定量研究两大方面进行归纳。

一 定性研究归纳

定性研究中以医生个体或者群体为主要对象的，都是以描述性调查为主。时间跨度从 1996 年到 2012 年，绝大部分都在美国开展，少量在英国和中国台湾。

二 定量研究归纳

检索到的定量研究时间跨度从 1994 年到 2012 年，全部在美国，10 篇关于心脏外科医生，2 篇关于产科诊所和个体医生。定量研究的主要类型基本上全为单组，前后对照类型研究。

表 2 - 1　　　　　定量研究信息摘录

作者年份	研究目的	研究类型	研究结论
Epstein，2010[2]	研究 May 2002 Guide to CABG Surgery 信息公开对心脏外科医生转诊变化的影响	多组前后对照	在 2002 年公开的 PA 报告卡导致了心脏外科医生转诊变化，但是在 FL 也出现了同样的趋势

① Fung C. H., et al., "Systematic review: the evidence that publishing patient care performance data improves quality of care", *Annals of Internal Medicine*, Vol. 148, No. 2, 2008, pp. 111 - 123.

② Epstein A. J., "Effects of report cards on referral patterns to cardiac surgeons", *Jornal of Health Economics*, Vol. 29, No. 5, 2010, pp. 718 - 731.

续表

作者年份	研究目的	研究类型	研究结论
Glance, 2008[①]	检验高质量外科医生对比低质量的, 是否更不愿意对高风险患者实施 CABG 手术	单组仅干预后	高风险的患者倾向于选择高质量外科医生; 手术质量高的医生并不会逃避高风险的患者
Hannan, 1994[②]	(1) 1989 年手术质量公开后, 研究经风险调整的 CABG 死亡率的变化 (2) 1989 年手术质量公开后, 医生手术服务量的变化	中断的时间序列	至 1992 年, 所有不同 RAMR 水平分组下的外科医生都出现了下降趋势。高 RAMR 组出现最大的下降幅度, 下降了 7.06% (1989—1992 年)
Jha, 2006[③]	(1) 信息被消费者显著使用时, 此前的服务质量能否对以后进行预测 (2) 医院或医生的表现是否影响其市场占有率 (3) 外科医生的绩效是否与其退出行医的可能性有关	时间序列, 仅干预后	基线服务质量与以后的情况有关; 无论是医生还是医院, 质量报告卡对市场份额变化作用不明显; 低绩效的外科医生倾向于退出或者改行
Mukamel, 1998[④]	检验在公开信息中情况好的医院或者医生是否会有市场份额的增加, 服务价格的升高	时间序列, 单组	外科医生的 RAMR 升高与市场份额减少有关, 公开的 RAMR 信息对价格变化没有显著性影响

---

① Glance L. G. , et al. , "Are high – quality cardiac surgeons less likely to operate on high – risk patients compared to low – quality surgeons? Evidence from New York State", *Health Services Research*, Vol. 43, No. 1, 2008, pp. 300 – 312.

② Hannan E. L. , et al. , "New York State's Cardiac Surgery Reporting System: four years later", *Annals of Thoracic Surgery*, Vol. 58, No. 6, 1994, pp. 1852 – 1857.

③ Jha A. K. , Epstein A. M. , "The predictive accuracy of the New York State coronary artery bypass surgery report – card system", *Health Affairs (Millwood)*, Vol. 25, No. 3, 2006, pp. 844 – 855.

④ Mukamel D. B. , Mushlin A. I. , "Quality of care information makes a difference: an analysis of market share and price changes after publication of the New York State Cardiac Surgery Mortality Reports", *Medical Care*, Vol. 36, No. 7, 1998, pp. 945 – 954.

续表

作者年份	研究目的	研究类型	研究结论
Mukamel，2000[1]	确定在公开信息报告中的外科医生的手术质量是否对 Managed Care Organizations（MCOs）签订合同的决策有影响	单组，仅干预后	MCOs 倾向于和服务质量好，服务数量多的外科医生签约，但是他们不仅仅基于 RAMR 信息做决定
Mukamel，2002[2]	研究外科医生手术质量在 MCOs 协议签约选择中的作用	单组，仅是干预后	低质量的医生签约可能性下降；手术质量高的医生签约可能性增加；MCOs 组织倾向于选择和高质量医生签约，但不是全部
Mukamel，2004[3]	通过评价 NYS CSRS 对于心脏外科医生的选择的影响，研究质量信息公开报告的有效性	单组，前后对照	该研究证据表明报告卡确实影响对外科医生的选择
Ranganathan，2009[4]	研究网络上提供的医生层面数据的使用情况的影响因素：邀请告知形式；就业状态；邀请信息语调	随机对照	电子邮件邀请的注册概率明显高于一般邮件的邀请。退休工作人员明显更倾向于注册和查看相关信息；信息呈现的语调对被调查者的注册率没有显著性影响

[1] Mukamel D. B. , et al. , "Do quality report cards play a role in HMOs' contracting practices? Evidence from New York State", *Health Services Research*, No. 35, 2000, pp. 319 – 332.

[2] Mukamel D. B. , et al. , "Quality of cardiac surgeons and managed care contracting practices", *Health Services Research*, Vol. 37, No. 5, 2002, pp. 1129 – 1144.

[3] Mukamel D. B. , et al. , "Quality report cards, selection of cardiac surgeons, and racial disparities: a study of the publication of the New York State Cardiac Surgery Reports", *Inquiry*, Vol. 41, No. 4, 2004, pp. 435 – 446.

[4] Ranganathan M. , et al. , "Motivating public use of physician – level performance data: an experiment on the effects of message and mode", *Medical Care Research Review*, Vol. 66, No. 1, 2009, pp. 68 – 81.

续表

作者年份	研究目的	研究类型	研究结论
Wang 2011[1]	研究报告卡对于提供者服务总量、不同疾病程度病人服务量的影响，及调查患者和服务提供者的匹配问题	单组，仅干预后	公开报告致技术和绩效差的外科医生服务量下降，但是技术很好的医生并没有明显增加服务量。对于医院服务量的影响没有显著性，而且对不同疾病程度的影响也没有差异
Werner 2005[2]	纽约州外科医生 CABG 报告卡对不同种族患者接受该手术的影响	多组前后对照	纽约州不同种族接受 CABG 手术的差异要大于其他州，结果提示公开报告会导致卫生保健中种族不平等的增加。

注：CABG = coronary artery bypass graft；CSRS = 心脏手术报告系统（Cardiac Surgery Reporting System）；FL = 佛罗里达（Florida）；HMO = 健康维护组织（Health Maintenance Organization）；MCOs = 管理型保健组织（managed care organizations）；PA = 宾夕法尼亚州（Pennsylvania）；RAMR = 风险调整死亡率（risk - adjusted mortality rates）；NYS = 纽约州（New York State）。

由表 2 - 1 可以看出，关于医生或医生在公开报告绩效数据下群体质量改善活动的影响的证据是非常缺乏的。许多信息公开系统都缺乏严谨而科学的评价。[3]

---

[1] Wang J., et al., "Do bad report cards have consequences? Impacts of publicly reported provider quality information on the CABG market in Pennsylvania", *Jornal of Health Economics*, Vol. 30, No. 2, 2011, pp. 392 - 407.

[2] Werner R. M., Asch D. A., Polsky D., "Racial profiling: the unintended consequences of coronary artery bypass graft report cards", *Circulation*, Vol. 111, No. 10, 2005, pp. 1257 - 1263.

[3] Ketelaar N. M., et al., "Public release of performance data in changing the behaviour of healthcare consumers, professionals or organisations", *Cochrane Database of Systematic Reviews*, No. 11, 2011, p. CD004538.

　　定量研究不多，研究设计类型多为仅干预后的研究，且缺少合适的对照组。而唯一随机对照试验的一项研究是针对患者接受公开信息的环境因素的影响程度，并没有针对信息透明监管对于医生服务质量改善方面的探讨。定量研究中，揭示透明作用机制的实证性研究目前还未看到。

第四节　透明监管的相关概念和核心理论

一　透明的概念及内涵

　　根据 Florini（1998）提出的关于透明度的阐释，透明即是秘密的反面，是与所展现出来的行动完全一致的信息，意味着公开所有决策过程。[1][2]

　　根据 Williams 阐释，透明是使得政策和绩效责任明确的重要工具，分享信息是一种很好培育均衡力量和做出负责任决定的方式。[3]

　　透明作为公共政策的理想状态，接受来自社会各个阶层、各个方面的广泛监督。通过提供足够的信息，以及依照确定规则下清楚的行动描述为社会民众所知晓。[4] 与透明相关的价值包括：公开、责任和监督，一起被广泛认为是非常有价值的。

　　透明也是伴随着全球化而顺势产生的一个重要价值。全球化生产、贸易和金融内部联系过程中的需要，是多边交易作用过程中的核心价值。透明本身存在于多个领域当中，而透明就是要使知情决

---

[1]　Florini A., "The end of secrecy", *Foreign Policy*, No. 111, 1998, pp. 50 – 63.

[2]　Florini A., *The Right to Know – Transparency for an Open World*, New York, NY: Columbia University Press, 2007.

[3]　Williams A., Transparency in The Networked Economy—Rise of the Transparency Network, Digital 4Sight Inc, 2003.

[4]　Hood C., Heald D., *Transparency: the key to better governance?* Oxford University Press, 2006.

策成为可能。①

二 监管透明的实质

监管透明（regulatory transparency）是由私营或公营机构强制性披露结构性事实信息，从而推进一个明确的监管目标。② 透明度政策达到最好的情况是将公共领域重点和优先推进，通过将普通公民的利益和组织的利益相结合，一方面公民可以做出更明智的选择，另一方面组织能够提高其竞争地位。③

在美国，食物营养标签、公立学校报告卡、餐馆星级系统、公司财务公开、有毒污染物报告、汽车安全性和燃油经济性评级等都是由联邦政府或者是州政府规定的透明评分体系中的一部分。在国际上，感染疾病报告、食品和烟草标签以及跨国企业财务报告都是为加强国际监管目标的信息公开系统的一部分。所有这些系统都是基于同样的政策理据基础。政府出台政策干预，要求公司、政府机构和其他组织进行信息披露，以创造推进经济和政治激励，从而达到特定的公共目标。

三 公开透明的相关理论

1. 透明行动循环

Weil 研究提出，透明政策需要利用行政手段要求相关组织收集和定期发布组织的标准信息，以改变信息公开者和信息使用者的行为。④ Fung 等在此基础上，提出透明行动循环模型（Transparency Action Cycle）。该模型环节包括：在透明指令下公开新的信息、信

---

① Lindqvist S. , "The concept of transparency in the European Union's residential housing market", *International Journal of Law in the Built Environment*, Vol. 4, No. 2, 2012, pp. 99 – 115.

② Weil D. , "The effectiveness of regulatory disclosure policies", *Journal of Policy Analysis and Management*, Vol. 25, No. 1, 2006, pp. 155 – 181.

③ Fung A. , et al. , "From food to finance: what makes disclosure policies effective", Taubman Centre Policy Briefs. 2005.

④ Weil D. , "The benefits and cost of transparency: a model of disclosure based regulation", Working Paper, Transparency Policy Project, John F. Kennedy School of Government, 2002. Available at http://papers.ssrn.com/sol3/papers.cfm? abstract_ id = 316145.

息使用者感知和考虑信息、信息使用者通过市场行为或机制做出行动、信息公开者根据反馈信息感知和考虑、信息公开者根据信号最终作出反应这五个环节。①

该模型特点主要为：（1）循环模型：包括了公开者、用户和中介之间的信息传递与作用反馈；（2）混合模型：综合了市场和公共政策作用；（3）描述性模型：可以运用或者引用成功的个案进行研究，研究结果对完善与解释这一模型具有重要贡献；（4）探索性模型。Fung 等还强调使用该模型进行相关的个案研究时，仅具有说明性。

2. 靶向透明

Fung、Graham 和 Weil（2007）提出了靶向透明（Targeted Transparency）概念、政策特征、应用条件；强调强制相关机构在公共领域公开机构基本信息，同时强调靶向透明的运行机制在于政府和市场作用相结合，即政府强制公开公共领域信息，依靠市场力量对公开的信息产生反应。Fung 等强调，透明不是自主产生的。②

Meijer 指出，虽然靶向透明度已成为一种流行的监管手段，但其影响仍是模糊的，因为披露并不总能导致更好地遵守规则。要理解这一点模糊性，很有必要去研究披露制度下的管理者属性。根据丹麦食品安全和荷兰环境安全的披露制度的实证分析，管理反应的范围比由理性选择理论产生的预期更广泛，但是，可以被解释为针对局部含义。Meijer 还在文中阐述了当前靶向透明政策的设计中普遍具有同质化的缺点。监管机构应采取一种自下而上的，而不是自上而下的方法，并基于对靶向透明度的意义更细微的了解，制定差异化的政策。③

---

① Fung A., et al., *The political economy of transparency: what makes disclosure policies effective?* John F. Kennedy School of Government, Harvard University, 2004.

② Fung A., Graham M., Weil D., *Full disclosure: the perils and promise of transparency*, Cambridge, UK: Cambridge University Press, 2007.

③ Meijer A., "Local meanings of targeted transparency", *Administrative Theory & Praxis*, Vol. 35, No. 3, 2013, pp. 398 – 423.

3. DADS 模式理论

美国哈佛商学院教授、非营利财政管理和控制以及医疗保健业的专家里贾纳·E. 赫茨琳杰提出了"DADS 模式",即"披露——分析——发布——惩罚"的解决方案。该模式中的"D"是"disclosure",要求非营利性机构和组织透明公开自己的经营业绩、工作绩效(例如,产品的质量、服务对象的满意度)及财务信息来加强其业绩信息的透明度。"A"是指"analysis",对这些公开的信息进行认真分析,然后再定期向社会公众发布(dissemination)这些信息及分析结果。最后一个环节是"sanction",指政府监管机构有针对性地对那些不遵守以上规定的机构或组织给予适当的制裁或惩罚,而这些处罚包括取消税收优惠,甚至是对机构或者组织的管理者绳之以法。①②

医院是具有明显的社会公益性的组织机构,但是由于其机构内部运作具有信息的不透明性,加之当前主管部门监管职能的弱化,使得公众利益受到严重的损害,医患关系日益紧张。王永莲和杨善发指出"披露—分析—发布—惩罚"(DADS)模式对完善我国医疗质量信息公开政策,加强医疗服务透明监管,恢复社会公众对医疗机构、对医务人员的信任具有很好的参考价值。③ 赵志军等也认为里贾纳·E. 赫茨琳杰的 DADS 模式具有很重要的意义,表现在能显著提高医院资本透明度,提高运营效率,特别适合于非营利性机构和政府组织。④

四 透明监管对于医生行为影响的模型研究

医疗卫生保健领域中服务提供者的实践行为会受到各种各样复

① Herzlinger R. E. , "Can public trust in nonprofits and governments be restored?" *Harvard Business Review*, Vol. 74, No. 2, 1996, pp. 97 – 107.

② Herzlinger R. E. , "Effective oversight: a guide for nonprofit directors", *Harvard Business Review*, Vol. 72, No. 4, 1994, pp. 52 – 60.

③ 王永莲、杨善发:《医疗信息公开与医疗服务监管的 DADS 模式》,《卫生软科学》2005 年第 4 期。

④ 赵志军等:《DADS 模式在公立医院社会资本监管中的应用》,《卫生软科学》2013 年第 1 期。

杂因素的影响，包括社会的、政策的、经济的和心理方面的因素，这些因素还可能互相交叉，互相作用。对行为本身有影响的因素具体还包括个体对于刺激所产生的反应程度，本地医疗保健市场环境或者个人所处的医疗机构环境或者给予诊断治疗的患者需求。

公开报告（Public Report，PR）包含的信息首先反映出个人的专业水平，因此医生具有内在的意愿去改善质量。潜在的消费者和支付者都会查阅到相关信息，所以公开报告会产生某种改善服务质量的经济刺激，这种刺激来源于更多或更少的就诊患者，显然这种经济刺激并不能很好地计算出来。PR 还会产生名誉方面的刺激，因为公开的报告将会被同行和朋友等看到，而他们都希望尽量表现好的方面。[1]

关于荣誉刺激如何影响医生行为改变的研究很少，绝大多数研究关注于直接的经济刺激。事实上，荣誉刺激蕴含着经济激励[2]，只不过这个部分对于收入的影响非常难以计算。特别的，信息公开有非常重要的非经济刺激，即医生的荣誉感、服务提供者本身的自尊和工作满意度等。

至于 PR 能够促进服务质量改善的主要作用机制是：消费者对于医生的选择、支付者对于该数据的使用、服务提供者本身对于服务质量改善所做出的努力。[3][4]

PR 能产生多大刺激取决于消费者、卫生计划购买者和服务提供者本人对于数据本身的理解和认识。因此，使受众能够很好获得这

---

① Frølich A., et al., "A behavioral model of clinician responses to incentives to improve quality", *Health Policy*, Vol. 80, No. 1, 2007, pp. 179 - 193.

② Romano P. S., Rainwater J. A., Antonius D., "Grading the graders: how hospitals in California and New York perceive and interpret their report cards", *Medical Care*, Vol. 37, No. 3, 1999, pp. 295 - 305.

③ Hibbard J. H., Stockard J., Tusler M., "Does publicizing hospital performance stimulate quality improvement efforts?", *Health Affairs* (Millwood), Vol. 22, No. 2, 2003, pp. 84 - 94.

④ Marshall MN., et al., "Public reporting on quality in the United States and the United Kingdom", *Health Affaisr* (Millwood), Vol. 22, No. 3, 2003, pp. 134 - 148.

方面的数据，以及很好地理解都是名誉刺激能够产生影响的重要因素。[①]

Frølich A. 等针对目前世界上越来越广泛的基于绩效的支付制度或者绩效公开报告（或者两者皆有），基于经济学、心理学和组织行为学等理论和相关研究文献，首次提出临床服务提供者的行为影响概念模型。在此模型中，包括刺激源——经济的、名誉的等；调节变量或者能动因素——环境的、组织层面的、服务者本人的或者患者的特征。

到目前为止，运用上述概念模型很好地解释临床服务提供者行为改变的实证研究基本没有，也没有一个完整的能够解释刺激是如何工作的综合机制，并且理论和已经发表的文章仍缺乏联系。[②]

五 研究进展的主要问题与评述

医疗服务信息监管透明作为一种提高医疗服务质量的方法在国际上被越来越广泛地使用。但是，医疗质量透明监管的有效性仍存在很大争议，尚缺乏严谨的证据支持，尤其是信息透明监管下对于医生和医生群体行为模式的研究更加缺乏。

根据以上所述，国外研究的结论存在很多的不一致，关于透明监管系统的严格评价研究是缺乏的。目前仅有少数质量比较好的定量研究探讨了透明监管对于提高医疗服务质量的影响，但文献基于医疗机构层面的居多，并且主要关注死亡率、心脏外科治疗领域。目前还没有很好回答医疗质量信息公开对医生和医生群体的行为影响，迫切需要严谨科学设计的研究来评价其影响，揭示其背后的作用机制。

国内学者对于监管透明是否能改善、如何改善医疗服务质量的实证研究几乎没有。相对于国外学者在这一领域已经取得的研究积

---

① Vaiana M. E., Mcglynn E. A., "What cognitive science tells us about the design of reports for consumers", *Medical Care Research Review*, 2002, Vol. 59, No. 1, pp. 3 – 35.

② Frølich A., et al., "A behavioral model of clinician responses to incentives to improve quality", *Health Policy*, Vol. 80, No. 1, 2007, pp. 179 – 193.

累，我国对医疗质量信息透明及服务质量影响的研究，从研究方法、研究内容和研究结果来说都很薄弱。

（1）研究设计类型上存在不足。多为描述性调查，或者单组—前后对照型，这也导致了结果的复杂性和结论不一致性。

（2）研究内容目前没有涉及医生个体或者医生群体、门诊机构这些透明监管中很关键的利益相关者。关于医疗质量信息公开的影响，我们还存在明显的知识局限性。

（3）对供方透明监管的制度构建和作用机制的研究甚少。系统性、实证性验证透明监管对于行为改变模式的研究暂时未见有公开发表。

因此，我国在医疗质量信息透明及服务质量影响研究上还存在巨大的发展空间和研究价值，应当利用心理学、组织行为学和行为医学等理论与方法，构建透明监管下供方行为的作用机制模型，借鉴已有研究经验，力争在理论、方法和推广应用等方面有所进步。

第三章 研究思路和方法

第一节 研究目的与研究内容

一 研究目标

本研究针对医药领域的特殊性以及监管透明现状，运用包括配对区组随机试验等多种实证研究方法，以基层医疗卫生机构和医生为主体，从用药信息公开、觉察压力形成和处方行为反应层面，研究药品使用监管透明的理论与方法，建立用药监管透明作用机制，为用药科学监管提供理论支撑。研究成果将深化对信息透明、信息感知与信息反应在监管透明领域作用机理的认识，丰富药品使用监管乃至医药卫生领域监管的透明理论体系，促进监管透明。主要研究目标：从药品使用信息透明公开、供方透明觉察压力与行为反应角度，初步构建作用机制，并提出机制运行的优化策略。

二 研究内容

根据国内外研究现状，科学设计、实证分析基层医疗卫生机构处方质量信息透明作用机制并探讨优化策略是本研究的核心内容。包括：

（1）用药质量信息透明的关键概念、理论机制分析。对国内国际的研究文献进行检索、梳理，界定本研究中透明、用药信息、透明监管和觉察压力等核心概念，并在文献分析的基础上提出本研究的透明作用机制的理论基础。

（2）用药透明监管的干预包的设计和实施。基于国内用药领域的突出问题，结合国际发展趋势，设计用药透明监管的干预包，包括透明公开指标的遴选、公开形式和更新频率，干预实施的配套材料等。

（3）处方质量信息透明干预的效果评价。从医生抗生素处方率、注射剂处方率和平均处方费用的角度，通过构建广义估计方程评价透明干预的作用效果。特别针对门诊最常见的上呼吸道感染疾病，运用 DID 评价法进一步探讨透明干预对医生的处方行为的影响。

（4）基于觉察压力的用药信息透明的作用机制分析。使用觉察压力问卷对医生透明干预下觉察压力程度进行调查，比较和分析觉察压力的变化情况。开展觉察压力和处方质量（抗生素处方率、注射剂处方率和平均处方费用）的相关分析，使用层次回归分析觉察压力对于处方行为的调节效应。

（5）医生对于透明监管机制的访谈研究。运用定性研究法，围绕透明作用机制的重要环节，分析医生的觉察压力和行为应对策略。选取典型案例资料，特别分析基层医疗机构骨干医生的压力感知、行为特征。

（6）用药质量信息的障碍和优化策略分析。结合上述研究结果，对透明作用机制的运行障碍展开分析，并系统提出相关优化策略。

第二节 研究方法与技术路线

一 研究技术路线

本书的总体研究逻辑框架如图 3-1 所示。

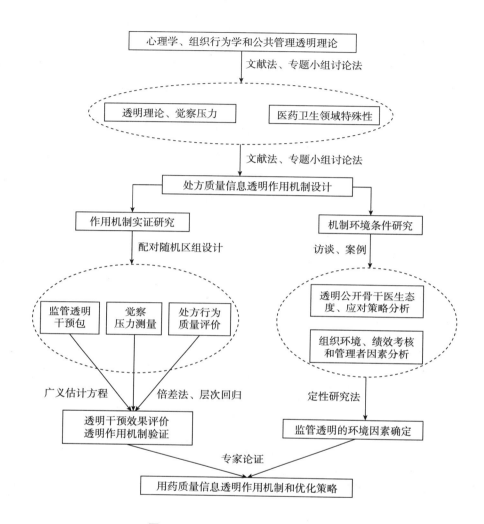

图 3 – 1　研究逻辑框架和技术路线

二　资料来源

（一）文献资料

笔者选择中文数据库 CNKI 中国学术期刊全文数据库、重庆维普信息资源系统、万方学位论文数据库、中国优秀硕博士论文库、中国重要会议论文全文数据库，以及英文数据库 PUBMED、ISI Web of Science、Elsevier Electronic Journals、ProQuest、Springer Link 系统等检索文献，命中 1553 篇。密切相关文献 457 篇，密切相关文献认真阅读全文，非密切文献浏览题目和摘要。

（二）现场调查资料

在系统文献分析的基础上，围绕本书的研究目的与研究内容，设计了现场调查方案。现场调查主要分为两个部分，第一部分是定量资料收集，第二部分是定性资料。

1. 现场调研方案设计

（1）基层医疗机构的基本情况调查问卷：医院的基本情况调查，包括医院规模、运营状况和相关配备、使用药品的情况。

（2）医生电子处方数据调查：讨论和确定需要通过该市卫生局医院信息管理系统抽取的字段，获取研究期间具有处方权的医生的所有电子处方。

（3）医生透明觉察压力调查问卷：围绕透明作用机制，使用自设计问卷调查医生对于透明公开的觉察压力程度，包括医生的基本情况。

（4）处于透明公开干预下的医生访谈：在每个机构选择 2—3 名骨干医生进行深度访谈，以了解作用机制的关键环节、机制运行障碍、进一步的看法和建议等。

（5）收集医疗机构相关管理制度、用药规范和工作文件等。

2. 调查活动

（1）预调查：为保证测量问卷的科学性，调查问卷设计过程中多次与相关专家讨论，并在正式调查开展前，在武汉选择两家基层医疗机构进行预调查。根据预调查结果对调查工具进行修订和完善，最终确定调查问卷。访谈提纲也通过课题组人员的反复讨论，并邀请同行专家评阅，最终确定目前的提纲。

（2）正式调查：根据本书的研究目的，围绕所选择的样本机构和医生、医院管理者进行正式调查。选择 20 家基层医疗卫生机构，根据机构基本特征进行配对后随机分到透明信息干预组和对照组，每组各十家。

（3）医生：医生的调查，在干预前和干预后每隔三个月进行一次调查，共调查了五次，其中对照组医生完成了第一、第二和第五次的觉察压力调查。在每一次调查期间，所有具有处方权的在院医生都纳入了调查。

现场调研调查员由卫生管理专业具有丰富现场工作经验的研究生担任，并且都经过反复多次的行前调查培训。制作了调查工作手册，问卷调查质量控制手册，人手一本，要求严格遵循手册进行相关调研活动。调查人员非常清楚调查的目的和意义、调查的主要内容、调查问卷中每一个条目的含义，并充分掌握可能会影响调查质量的情况及其相应的避免方法。

3. 资料录入和整理

选择卫生事业管理专业的硕士研究生，培训后作为数据录入人员，对机构调查问卷、医生调查问卷进行编码赋值，使用 Epidata 3.1 完成对所有现场问卷调查资料录入。然后，对数据进行清理、核查和整理，以全面保证数据质量。

定性资料录入质性研究软件 NVivo10.0 进行整理、管理和分析。

从医院信息系统调取的医生处方数据，导入 Stata 12.0 进行清理、管理和分析。

4. 研究对象基本情况

（1）样本医院的基本情况

20 家基层医疗机构的基本情况如表 3 - 1 所示。

表 3 - 1　　　　　　　　基层医疗卫生机构的基本情况

特征变量	平均值	标准差	最小值	最大值
服务常住人口数（万人）	3.93	1.58	1.4	6.5
核定床位数（床）	62.80	20.35	20	100
医师数量（人）	27.30	7.85	15	41
年门急诊人次	49653.90	25681.62	17374	122877
年住院人次	1415.40	597.70	311	3076

续表

特征变量	平均值	标准差	最小值	最大值
年机构总收入（万元）	650. 52	268. 14	263. 3	1099
年药品收入（万元）	169. 82	79. 29	74	450
配备使用药品品种数	342. 35	159. 58	110	825
药占比（％）	30. 57	18. 77	11. 08	84. 90

（2）医生的基本情况

整个研究过程中，曾接受问卷调查的医生的基本情况如表 3 - 2 所示。

表 3 - 2　　　　接受问卷调查的处方医生的基本情况

特征变量		频数	百分比（％）	累计百分比（％）
性别	女	120	33. 06	33. 06
	男	243	66. 94	100. 00
年龄	35 岁以下	100	27. 55	27. 55
	35—45 岁	179	49. 31	76. 86
	46 岁及以上	84	23. 14	100. 00
学历	高中及以下	112	30. 85	30. 85
	大专	176	48. 48	79. 34
	本科及以上	75	20. 66	100. 00
工龄	≤5 年	41	11. 29	11. 29
	6—15 年	106	29. 20	40. 50
	≥16 年	216	59. 50	100. 00
工作负荷	≤39 小时/周	36	9. 92	9. 92
	40—59 小时/周	265	73. 00	82. 92
	≥60 小时/周	62	17. 08	100. 00
收入	1500 元及以下	110	30. 30	30. 30
	1501—2000 元	128	35. 26	65. 56
	2001—2500 元	71	19. 56	85. 12
	2501 元及以上	54	14. 88	100. 00

续表

特征变量		频数	百分比（%）	累计百分比（%）
职称	未定级	23	6.37	6.37
	助理医师	83	22.99	29.36
	住院医师	95	26.32	55.68
	主治医师	140	38.78	94.46
	副主任医师	17	4.71	99.17
	主任医师	3	0.83	100.00
科室*	门诊内科	116	32.04	32.04
	门诊外科	60	16.57	48.62
	住院内科	24	6.63	55.25
	住院外科	45	12.43	67.68
	中医科	47	12.98	80.66
	妇产科	2	0.55	81.22
	其他科室	68	18.78	100.00

*：基层医疗机构的医生可能在不只一个科室坐诊，按最主要工作科室计算。

（3）访谈对象的基本情况

本研究对 20 名医生进行了结构化访谈。其中男性 12 人，女性 8 人；年龄处于 31—65 岁，其中 31—40 岁有 8 人，41—50 岁有 7 人，51—60 岁有 4 人，61 岁以上有 1 人；医生受教育程度，高中 6 人，大专 11 人，本科 3 人；月均收入情况方面，1500 元及以下 6 人，1501—2000 元 13 人，2500 元以上 1 人。

三　研究方法

根据研究内容，本研究采用了文献法和专题小组讨论法开展药品使用信息透明概念理论研究；使用了随机区组对照试验开展实证研究，运用倍差法模型，建立广义估计方程评价透明信息的干预效果，使用层次回归法对假设的作用机制进行验证；采用专题小组讨论法、案例分析法等开展作用机制的障碍分析和优化策略研究。

1. 文献研究法

运用文献研究法开展药品使用监管透明机制的关键概念、相关理论研究，构造药品使用监管透明的作用机制。在国内外文献数据库 CNKI、PubMed、Web of Science 等检索相关文献，包括期刊文章、学位论文、会议论文文献，并从其他渠道收集灰色文献。

2. 定性研究法

（1）访谈资料分析。对医生访谈资料，使用 NVivo 软件进行访谈资料质性分析。对主要主题进行深入挖掘。

（2）典型个案研究法。对于社会科学实质性的和方法论方面的发展，个案研究起着决定性的作用。近年来，个案研究设计系统性的探讨在社会学、教育研究、评估研究等方面取得重大进展。本书将对典型个案开展透明监管的制度环境和重要策略的研究。

四 统计分析方法

1. 倍差法

通过构建多元线性回归模型或者 logistic 回归模型，运用倍差法（Difference – in – difference）的评价方法进行效果评价。分别计算干预组、对照组在透明政策实施前后处方质量指标（如抗生素处方率、注射剂处方率、平均处方费用）的变化量，而干预组和对照组变化量的差值即反映了透明监管政策对干预组的净影响（如表3 – 3 所示）。

表 3 – 3　　　　　　　透明政策实施前后处方质量指标变化

组别	干预前	干预后	差值	实际效果（DID）
干预组	A	B	B – A	B – A –（D – C）
对照组	C	D	D – C	

2. 广义估计方程

构建广义估计方程（Generalized Estimating Equation，GEE）函数模型，评价在实施透明监管后，干预组用药指标质量的变化情况。Liang 和 Zeger 等于 1986 年提出采用广义估计方程来解决反应变量内相关性的问题。[1] GEE 是在广义线性模型和拟似然方法的基础上提出来的一种分析纵向数据的方法，其特点是可以通过构建作业相关矩阵对反应变量的内相关系数进行估计。

3. 层次回归法

使用层次回归法（Hierarchical Regressions）探讨觉察压力对于透明公开下对医生处方行为的调节影响。层次回归首先是一种回归，即用一个或者多个自变量来预测因变量，其特别之处主要体现在层级上。层次回归中所谓的层次，是指自变量之间的关系或等级。根据自变量之间的逻辑关系，从其相互产生影响的顺序，将自变量划分为多个层次。自变量的影响作用越是基础，其在回归模型中的层次等级越高，层级高的自变量可能会影响层级低的自变量。与通常的回归分析不同的是，衡量变量是否进入模型的标准不是其对因变量贡献程度的大小，而是其对因变量起作用的逻辑顺序。[2]

4. Topsis 综合评价法

C. L. Hwang 和 K. Yoon 于 1981 年首次提出了 TOPSIS（Technique for Order Preference by Similarity to an Ideal Solution）法。[3] TOPSIS 法根据有限的评价对象与理想化目标的接近程度进行排序的方法，从而在现有的对象中得到相对优劣的评价。[4] TOPSIS 法是多目标决策分析中一种常用而且有效的方法，又称为优劣解距离法。本研究使用此方法对医疗机构进行综合评价后，将基本情况最为接近的基层医疗卫生机构两两进行配对。

---

① 赵目、陈柏成、周勇：《纵向数据下广义估计方程估计》，《数学学报》2012 年第 1 期。

② 龙立荣：《层级回归方法及其在社会科学中的应用》，《教育研究与实验》2004 年第 1 期。

③ Hwang C., Lai Y., Liu T., "A new approach for multiple objective decision making", *Computers & Operations Research*, Vol. 20, No. 8, 1993, pp. 889 – 899.

④ 覃肖潇等：《基于 TOPSIS 综合评价法的医疗保险规制措施评价》，《中国医院管理》2013 年第 8 期。

第四章　透明监管的干预设计和实施

　　基于文献分析和专题小组讨论开展透明监管的干预方案设计。明确用药信息公开主体、信息接受者和使用者，从国内外透明理论的核心要素出发确定干预方案的形式、内容。

第一节　研究对象的选取

一　研究地点

　　2012 年，湖北省完成生产总值 22250.16 亿元。湖北省是一个多民族的中部省份。2010 年第六次全国人口普查统计数据显示，全省共有 5727.38 万人，其中少数民族人口 246.85 万，占全省总人口的 4.31%。过万人的少数民族有：土家族（210.0 万人）、苗族（17.7 万人）、回族（6.7 万人）、侗族（5.2 万人）、满族（1.3 万人）、壮族（1.2 万人）和蒙古族（1.0 万人）。

　　研究地点为某县级市，位于湖北省中部，地处江汉平原腹地。该县级市为省直管市，辖 7 个办事处、10 个镇、6 个管理区、1 个省级经济开发区。境内地势平坦，地面海拔在 26—31 米，全境都是平原，属亚热带季风性湿润气候，雨量充沛。

二　研究对象

　　20 家政府办基层医疗卫生机构，以及机构内所有具有处方权的医生作为研究对象。整个研究采用配对随机区组设计，将 20 家机构分配到干预组和对照组，每组各 10 家机构。

使用 Topsis 综合评价法配对医疗机构并随机分组。基于调查所得医疗机构基本情况：服务常住人口数（万人）、核定床位数（床）、医师数量（人）、年门急诊人次、年住院人次、机构年总收入（万元）、药品年收入（万元）、配备使用药品品种数、药占比（％），采取 Topsis 综合评价法计算综合得分，将得分接近的两个机构配成一个对子，再随机安排到干预和对照组。

表 4 - 1　　Topsis 综合评价法对医疗机构进行匹配和随机分组

医院编码	Di +	Di －	Ci	排序结果	对子编码	干预与对照
12	0. 605225	0. 678747	0. 528631	1	1	0
17	0. 603435	0. 654712	0. 520378	2	1	1
3	0. 661818	0. 703641	0. 515315	3	2	1
18	0. 670535	0. 510183	0. 432096	4	2	0
5	0. 737690	0. 499160	0. 403573	5	3	1
10	0. 710581	0. 473851	0. 400066	6	3	0
1	0. 816118	0. 523268	0. 390678	7	4	1
11	0. 771198	0. 486723	0. 386926	8	4	0
16	0. 819844	0. 457588	0. 358209	9	5	1
9	0. 767723	0. 405936	0. 345872	10	5	0
20	0. 848689	0. 428386	0. 335443	11	6	0
13	0. 970536	0. 445711	0. 314713	12	6	1
6	0. 918137	0. 418050	0. 312868	13	7	1
7	0. 889203	0. 368403	0. 292940	14	7	0
8	0. 836991	0. 324995	0. 279689	15	8	1
15	0. 899900	0. 347721	0. 278707	16	8	0
4	0. 876982	0. 322637	0. 268950	17	9	0
19	0. 900360	0. 318492	0. 261305	18	10	1
14	0. 937704	0. 284160	0. 232563	19	10	1
2	0. 962971	0. 241947	0. 200800	20	9	0

干预组中的 10 家基层医疗机构，以及医疗机构内的所有具有处

方权的医生，作为透明信息干预的对象，将在每月初更新他们的处方质量信息（将在下文中详细介绍）。分组后的基本情况如表 4 - 2 所示。

表 4 - 2 20 家基层医疗卫生机构的基本情况

特征变量	对照组		干预组	
	平均值	标准差	平均值	标准差
服务常住人口数（万人）	4.04	1.80	3.83	1.43
核定床位数（床）	65.60	19.61	60.00	21.73
医师数量（人）	28.30	7.42	26.30	8.53
年门急诊人次	50199.60	29236.49	49108.20	23171.97
年住院人次	1348.60	499.95	1482.20	703.11
机构年总收入（万元）	615.12	273.50	685.92	272.39
药品年收入（万元）	188.87	100.01	150.78	49.66
配备使用药品品种数	307.60	145.97	377.10	172.54
药占比（%）	35.72	21.52	25.42	14.88

干预组和对照组医生的基本情况如表 4 - 3 所示。

表 4 - 3 干预组和对照组处方医生的基本情况比对

特征变量		对照组		干预组	
		频数	百分比（%）	频数	百分比（%）
性别	女	66	33.85	54	32.14
	男	129	66.15	114	67.86
年龄	35 岁以下	50	25.64	50	29.76
	35—45 岁	98	50.26	81	48.21
	46 岁及以上	47	24.10	37	22.02
学历	高中及以下	63	32.31	49	29.17
	大专	91	46.67	85	50.60
	本科及以上	41	21.03	34	20.24

续表

特征变量		对照组		干预组	
		频数	百分比（%）	频数	百分比（%）
工龄	≤5 年	23	11.79	18	10.71
	6—15 年	48	24.62	58	34.52
	≥16 年	124	63.59	92	54.76
工作负荷	≤39 小时/周	30	15.38	6	3.57
	40—59 小时/周	138	70.77	127	75.60
	≥60 小时/周	27	13.85	35	20.83
收入	1500 元及以下	56	28.72	54	32.14
	1501—2000 元	75	38.46	53	31.55
	2001—2500 元	43	22.05	28	16.67
	2501 元及以上	21	10.77	33	19.64
职称	未定级	9	4.66	14	8.33
	助理医师	39	20.21	44	26.19
	住院医师	51	26.42	44	26.19
	主治医师	84	43.52	56	33.33
	副主任医师	9	4.66	8	4.76
	主任医师	1	0.52	2	1.19
科室	门诊内科	67	34.54	49	29.17
	门诊外科	30	15.46	30	17.86
	住院内科	10	5.15	14	8.33
	住院外科	22	11.34	23	13.69
	中医科	23	11.86	24	14.29
	妇产科	1	0.52	1	0.60
	其他科室	41	21.13	27	16.07

第二节　处方质量信息透明干预设计

对实验组的所有基层医疗卫生机构进行监管透明干预，干预的主要内容包括：将医疗机构和医生的药物使用监管信息在公众场所（即门诊大厅内）进行公开，并且根据质量指标将医生在相应的科室中进行排名（三个处方用药质量指标，分别为抗生素处方率、注射剂处方率、平均处方费用），每个月初对信息进行更新，干预时间为 1 年。

一　透明公开信息干预包设计

1. 处方质量指标选择

医生用药质量指标选取的原则：重要性、精简性、理解性、可操作性。

临床用药问题是一个非常复杂的问题，而合理用药在全世界是一个重大问题。根据世界卫生组织（WHO）对合理用药的定义，其是指"患者收到的药物适合其临床需求，其剂量满足其个体需求，持续适当时间，且对患者本人及其社区的成本最低"。

世卫组织也提出了 12 项重点干预措施促进合理用药，包括使用临床治疗指南；建立并使用国家基本药物目录；建立药事管理和药物治疗学委员会等类似组织；监督、稽核和反馈药品使用情况；对社会公众进行药物教育等。2013 年 12 月，国家卫生和计划生育委员会指出，用药要遵循"能不用就不用，能少用就不多用；能口服不肌注，能肌注不输液"的原则。这是国家卫生计生委等部门联合制定的合理用药十大核心信息之一。

在临床不合理用药中，抗生素的滥用、注射剂（尤其是大输液的使用）以及处方费用负担一直是备受关注的问题。不合理使用突出表现在：给患者使用太多药物（过量给药）；不恰当使用抗菌药物，如剂量不足、用于非细菌感染等；在本应使用口服药的情况下过度使用注射等方面。合理用药监测指标用得最为广泛且操作性强的是由 WHO 与 INRUD 合作开发的快速评价体系。[1] 该指标体系在

---

[1]　WHO, How to investigate drug use in health facilities: selected drug use indicators, WHO Publicatons, 1993.

世界范围内很多国家和地区使用。①②③④⑤ 而且在中国的学术研究、用药监测评价中已有较长一段时间的历史，能够被大多数公众理解。不过对于患者来说，他们可能更关注药品费用。

2. 处方质量指标计算

医生和医疗机构层面的抗生素处方率、注射剂处方率、次均门诊费用计算公式如下：

抗生素处方率（%） ＝含抗生素的处方数/一个月所开处方的总张数 ＊100%

注射剂处方率（%） ＝含注射剂的处方数/一个月所开处方的总张数 ＊100%

平均处方费用（元） ＝所开处方总金额/一个月所开处方的总数

3. 信息公开方式

透明方式以宣传栏形式在医疗机构门诊大厅内的显眼位置公示。设计版式中用彩色突出用药质量的结果，方便所有在院工作职工、就诊患者和社会公众进行查阅、比较。公开的信息内容在每个月初进行更新。

二 干预配套材料和信息呈报

1. 患者教育手册

在公开医生处方质量信息的同时，我们也制作了专门针对患者

① Chen M. , et al. , "Does economic incentive matter for rational use of medicine? China's experience from the essential medicines program", *Pharmacoeconomics*, Vol. 32, No. 3, 2014, pp. 245 – 255.

② Yang L. , et al. , "The impact of the National Essential Medicines Policy on prescribing behaviours in primary care facilities in Hubei province of China", *Health Policy and Planing*, Vol. 28, No. 7, 2013, pp. 750 – 760.

③ Yip W. C. , et al. , "Early appraisal of China's huge and complex health – care reforms", *The Lancet*, Vol. 379, No. 9818, 2012, pp. 833 – 842.

④ Kotwani A. , et al. , "Prices & availability of common medicines at six sites in India using a standard methodology", *Indian Journal of Medical Research*, Vol. 125, No. 5, 2007, pp. 645 – 654.

⑤ Roy Chaudhury R. , et al. "Quality medicines for the poor: experience of the Delhi programme on rational use of drugs", *Health Policy and Planing*, Vol. 20, No. 2, 2005, pp. 124 – 136.

合理用药的宣传手册，以期提高患者关注和利用公开质量信息的健康素养。手册都放在公开可获取的架子上让患者自由获取。患者教育宣传手册主要内容如下：

患者教育宣传材料

一　安全、合理使用注射剂

国家卫计委公布的注射剂使用的核心原则"能不用就不用，能少用就不多用；能口服不肌注，能肌注不输液"。世界卫生组织推荐的注射剂处方比例为 20.0%—26.8%。

1. 什么情况下使用注射剂

在无法吞咽口服药品、严重呕吐和严重腹泻、病情危重以及药物在组织中需达到高浓度才能紧急处理的情况下才需要使用注射剂。

2. 滥用注射剂有何危害

世界卫生组织统计 70% 以上的输液是不必要的。我国每年不安全注射导致死亡的人数在 39 万以上。过度使用和滥用注射剂会增加病人不必要的风险和不良反应，如发热、肺水肿等，严重时可危及生命。

二　安全、合理使用抗生素

国家卫计委公布的抗生素的给药原则：能不用就不用；能少用就不多用；能单用一种的就不用多种；能用低级的就不用高级的；能口服的就不静脉。世界卫生组织推荐的抗生素处方比例为 13.4%—24.1%。

1. 抗生素使用的小知识：

（1）抗生素并不是对所有的炎症都有效。实际上，抗生素仅适用于细菌和部分其他微生物引起的炎症，而对由病毒引起的炎症无效。

（2）不是一感冒就需要用抗生素。感冒 90% 以上由病毒引起，使用抗生素无效，抗生素只对细菌性感冒有用。

（3）抗生素并不能预防感染。抗生素是针对并杀灭引起炎症的微生物的，没有预防感染的作用。

2. 滥用抗生素有何危害

专家调查，80% 的病人存在抗生素的滥用。据统计，我国 7 岁以下儿童因为不合理使用抗生素造成耳聋的数量超过 30 万人，另外，我国每年因直接或间接死于滥用抗生素的约有 8 万人。

2. 当地卫生局信息呈报

在每月信息更新之时，会以信息简报的形式上报当地卫生局分管领导，对应业务科室和该科室负责人。

第三节　干预方案实施和质量控制

一　干预组织实施

在每月初排名和公开上一个月的医生、医疗机构两个层面处方质量指标情况。信息公开的地点：医疗机构门诊大厅，方便患者、医生获取用药信息和感知。

二　飞行检查和医生跟踪调查

对透明干预措施实行飞行检查。在研究过程中安排调查员，每月随机抽查干预组中的 2—3 家卫生院，对宣传板的位置，展示情况等进行不定时的暗访检查，及时纠正不符合干预设计安排的行为。

对实验组和对照组的所有基层医疗卫生机构及其医生群体同时进行重复性觉察压力问卷调查，时间间隔为三个月。

第五章 处方质量信息透明干预的效果评价

在纵向重复测量的设计框架下，构建广义估计方程回归模型（generalized estimating equations，GEE），对信息透明的干预效果进行评价分析，测量的指标包括抗生素处方率、注射剂处方率和平均处方费用。特别针对门诊最常见的上呼吸道感染疾病，也是抗生素和注射剂严重泛滥的地方，针对性采用双差法（Difference - in - difference，DID）评价用药信息监管透明对医生处方行为的影响。

第一节 医生处方质量情况分析

本书收集了 2013 年 7 月到 2014 年 9 月，20 家医疗机构的所有医生处方数据。干预实施时间是 2013 年 10 月，与觉察压力的调查截点一致，每隔三个月作为一个处方质量评价阶段。在五个评价阶段中，处方调查的医生数量在 252—264 人，原因是有些医生会因出去进修、病休等没有在院内接诊，或者有新医生加入该医疗机构。另外，每个阶段若一个医生在三个月中处方总张数不超过 30 张，为避免由于样本量不足对指标计算的波动性影响，将该医生排除出分析样本中。

表 5 - 1 为每隔三个月医生的处方质量情况。

总体上医生抗生素处方率偏高，每个阶段都超过了 50%。长期以来，在我国临床治疗过程中，无论是对门诊患者还是住院患者的抗生素使用率均较高。滥用抗生素会产生严重的后果，包括增加医疗负担，药物不良反应，延长住院日，导致耐药性很强的"超级细菌"产生，甚至造成患者死亡。

表 5 - 1　　　　医生处方质量在各个评价时间段的总体情况

指标	统计量	评价时间段				
		时间段 1 （2013.7—9）*	时间段 2 （2013.10—12）	时间段 3 （2014.1—3）	时间段 4 （2014.4—6）	时间段 5 （2014.7—9）
抗生素 处方率 （%）	样本量	264	264	260	252	254
	均值	53.73	53.14	55.40	51.67	50.52
	标准差	23.25	24.31	23.58	23.18	23.51
	最小值	0	0	0	0	0
	最大值	100	100	100	100	100
注射剂 处方率 （%）	样本量	264	264	260	252	254
	均值	60.58	56.97	58.23	56.47	56.43
	标准差	25.21	24.41	23.37	23.92	25.25
	最小值	0	0	0	0	0
	最大值	100	100	99.61	99.22	100
平均处 方费用 （元）	样本量	264	264	260	252	254
	均值	54.47	60.47	55.42	56.35	59.69
	标准差	31.79	44.26	27.51	26.67	32.18
	最小值	3.08	8.23	6.68	6.98	10.89
	最大值	203.80	543.09	227.94	215.23	243.57

注：*表示基线情况，是实施透明干预前干预组和对照组的处方质量状况。

病人接受注射剂治疗的情况也相对严重，每个阶段都超过了50%。因为服务费、材料费的经济利益驱动仍然存在，医生倾向于使用静脉注射的治疗方式。同时很多患者存在认识误区，普遍认为注射剂（绝大部分就是大输液）能够更快治愈，这也推动了大输液的使用。

医生平均每张处方的金额在 55 元左右（处方费用包括药品费用、相关简单医疗耗材的费用）。目前政府办基层医疗机构全部实施了国家基本药物制度。配备和使用基本药物，通过集中招标采购，"零差率"政策的实施等，使门诊医疗的费用负担已经下降很多，处于比较低的水平。同时，由于新型农村合作医疗门诊统筹落实等，患者的经济负担相对较轻。

图 5-1、图 5-2、图 5-3 展示了干预前和干预后两组医生的抗生素处方率、注射剂处方率和平均处方费用的变化情况，其中时间段 1 为基线情况。总体上，对照组和干预组在三个指标上的变化趋势一致。抗生素处方率方面，两组非常接近，基本都处于 50%—55%。干预组的注射剂使用率一直低于对照组，而平均处方总费用则要高于对照组。

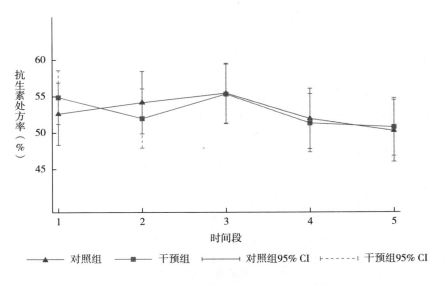

图 5-1 干预组和对照组医生的抗生素处方率变化趋势

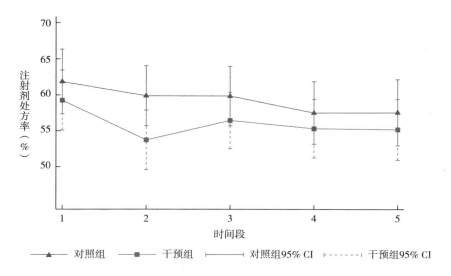

图5-2 干预组和对照组医生的注射剂处方率的变化趋势

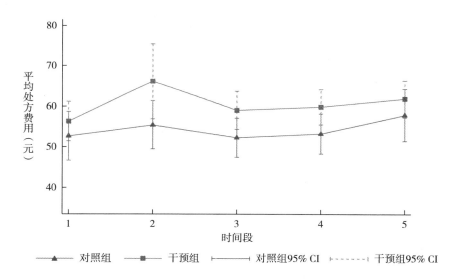

图5-3 干预组和对照组的平均处方费用的变化趋势

第二节 基于 GEE 模型的干预效果评价

Liang 和 Zeger 等人于 1986 年提出采用广义估计方程（Generalized estimating equation，GEE）来解决反应变量内相关性的问题。[1] GEE 是在广义线性模型和拟似然方法的基础上提出的一种分析纵向数据的方法，其特点是可以通过构建作业相关矩阵对反应变量的内相关系数进行估计。纵向数据与一般的多元应变量的资料不同，因为它的反应变量之间高度相关。而传统的统计方法一般都要求应变量是独立的，因此纵向数据不能简单地使用传统的方法分析。如果忽略重复观测间的相关性，将损失数据中的信息，参数估计可能不准确。[2]

GEE 中常用的工作相关矩阵类型包括：自回归型、可交换型、无结构型以及独立型等。自回归型是指相关程度的大小与时点间相隔的次数有关，相隔次数越长，相关关系越小。可交换型是指在建立作业相关矩阵时，假定个体内各时点的观察值之间的相关关系与顺序无关，仅用一个参数就可以描述这种相关。无结构型是指工作相关矩阵没有任何结构，即不预先指定相关的形式，让模型根据资料特征来计算估计。独立型则是指假设应变量之间互不相关，因此模型也不对工作相关矩阵进行估计。考虑到医生个人处方行为的实际情况，本研究采用可交换型相关矩阵，链接函数为高斯函数。

基线调查时，共收集到 264 名医生的个人信息及其处方数据（其中干预组 129 名和对照组 135 名，见表 5-2）。干预组和对照组的医生除了工作负荷唯一一个变量存在显著性差异（p = 0.019）之

---

① 赵目、陈柏成、周勇：《纵向数据下广义估计方程估计》，《数学学报》2012 年第 1 期。

② 陈彦靓、田茂再：《关于纵向数据分析方法的比较研究》，《统计与决策》2013 年第 10 期。

外，所有其他的特征变量都没有差异（p > 0.05）。两组医生的处方质量：抗生素处方率（%）、注射剂处方率（%）和平均处方费用（元）之间也没有显著性差异。总体上，干预组和对照组之间具有较好的均衡性。

表 5 – 2　　　　　　　基线医生的基本情况和处方质量情况

变量		对照组		干预组		p
		频数 or 均值	% or SD	频数 or 均值	% or SD	
性别	女	47	34.81	44	34.11	0.904
	男	88	65.19	85	65.89	
年龄	35 岁及以下	34	25.19	34	26.36	0.815
	36—45 岁	65	48.15	65	50.39	
	46 岁及以上	36	26.67	30	23.26	
工作年限	5 年及以下	15	11.11	13	10.08	0.346
	6—15 年	34	25.19	43	33.33	
	16 年及以上	86	63.70	73	56.59	
工作负荷（每周）	39 小时及以下	17	12.59	6	4.65	0.019
	40—59 小时	100	74.07	94	72.87	
	60 小时及以上	18	13.33	29	22.48	
教育	高中及以下	46	34.07	43	33.33	0.946
	大专	67	49.63	63	48.84	
	本科及以上	22	16.30	23	17.83	
月均收入	1500 元及以下	37	27.41	39	30.23	0.141
	1501—2000 元	52	38.52	41	31.78	
	2001—2500 元	32	23.70	24	18.60	
	2500 元及以上	14	10.37	25	19.38	
抗生素处方率（%）		52.61	25.11	54.89	21.16	0.427
注射剂处方率（%）		61.84	26.41	59.26	23.92	0.406
平均处方费用（元）		52.70	35.16	56.30	27.84	0.358

　　实施透明干预的医生抗生素处方率与未实施干预的医生总体上

的差异非常小，干预组要低 1.32 个百分点 [95% 置信区间（−3.26—0.63）]，但差异并不具有统计学意义（p > 0.05）。纵观整个研究阶段，医生抗生素处方率处于先上升后下降的变化过程（变量时间、时间 2 次方的 p < 0.05）。相对来说，年轻医生更倾向于开抗生素处方。医生的收入情况、受教育程度、每周工作负荷等与抗生素处方率的关系不大（见表 5 – 3）。

表 5 – 3　　　基于广义估计方程的干预组和对照组医生的
抗生素处方率差异分析

变量	系数	95% 置信区间		P 值
		下限	上限	
基线抗生素处方率	0.93	0.89	0.97	0.00
透明干预与否（参照组：否）				
实施干预	− 1.32	− 3.26	0.63	0.18
时间	2.84	0.06	5.63	0.05
时间 2 次方	− 0.57	− 0.97	− 0.18	0.00
性别（参照组：女）				
男	0.97	− 1.13	3.07	0.37
年龄（参照组：35 岁及以下）				
36—45 岁	− 3.57	− 6.96	− 0.18	0.04
46 岁及以上	− 4.11	− 8.46	0.23	0.06
工作年限（参照组：5 年及以下）				
6—15 年	1.80	− 1.78	5.37	0.32
16 年及以上	4.61	0.05	9.16	0.05
工作负荷（参照组：39 小时及以下）				
40—59 小时	− 0.14	− 3.74	3.46	0.94
60 小时及以上	− 1.77	− 5.90	2.36	0.40
教育程度（参照组：高中及以下）				
大专	0.42	− 1.86	2.69	0.72
本科及以上	0.42	− 2.59	3.43	0.78

续表

变量	系数	95% 置信区间		P 值
		下限	上限	
月均收入（参照组：1500 元及以下）				
1501—2000 元	-0.66	-3.04	1.72	0.59
2001—2500 元	-1.74	-4.57	1.10	0.23
2500 元及以上	-1.14	-4.44	2.17	0.50

实施透明干预的医生注射剂处方率与未实施干预的医生总体上的差异非常小，干预组要低 0.99 个百分点 [95% 置信区间（-3.08—1.09）]，差异并不具有统计学意义（p > 0.05）。纵观整个研究阶段，医生注射剂处方率随时间没有明显变化趋势（变量时间、时间 2 次方的 p > 0.05），一直处于比较稳定的高水平（注射剂处方率60%）。医生的性别、年龄、收入情况、受教育程度、每周工作负荷等与注射剂处方率的关系不大（p > 0.05）（见表 5-4）。

表 5-4 基于广义估计方程的干预组和对照组
注射剂处方率差异分析

变量	系数	95% 置信区间		P 值
		下限	上限	
基线注射剂处方率	0.88	0.84	0.93	0.00
透明干预与否（参照组：否）				
实施干预	-0.99	-3.08	1.09	0.35
时间	0.02	-2.45	2.49	0.99
时间 2 次方	-0.04	-0.39	0.31	0.80
性别（参照组：女）				
男	0.10	-2.24	2.44	0.93
年龄（参照组：35 岁及以下）				
36—45 岁	-0.11	-3.72	3.50	0.95
46 岁及以上	-2.74	-7.39	1.91	0.25

续表

变量	系数	95% 置信区间		P 值
		下限	上限	
工作年限（参照组：5 年及以下）				
6—15 年	0.55	-3.27	4.38	0.78
16 年及以上	0.00	-4.88	4.88	1.00
工作负荷（参照组：39 小时及以下）				
40—59 小时	-0.55	-4.39	3.30	0.78
60 小时及以上	-1.73	-6.12	2.65	0.44
教育程度（参照组：高中及以下）				
大专	-1.12	-3.55	1.31	0.37
本科及以上	0.07	-3.16	3.29	0.97
月均收入（参照组：1500 元及以下）				
1501—2000 元	-1.43	-3.98	1.12	0.27
2001—2500 元	-1.03	-4.06	2.01	0.51
2500 元及以上	0.15	-3.39	3.69	0.93

费用指标呈偏态分布，经对数转换后再分析。与对照组相比，干预组医生的处方费用微弱地上升了 4%［95% 置信区间（0—8%）］，差异具有统计学意义（p = 0.04）。纵观整个研究阶段，无论是对照组还是干预组的医生平均处方费用呈现了一个先降后升的变化过程（变量时间、时间 2 次方的 p < 0.05），但总体变化程度不大。医生的性别、年龄、收入情况、受教育程度、每周工作负荷等与平均处方费用的关系不大（p > 0.05）（见表 5 - 5）。

表 5 - 5　　　　基于广义估计方程的干预组和对照组
平均处方费用差异分析

变量	系数	95% 置信区间		P 值
		下限	上限	
基线处方费用	0.81	0.78	0.85	0.00
透明干预与否（参照组：否）				

续表

变量	系数	95% 置信区间		P 值
		下限	上限	
实施干预	0.04	0.00	0.08	0.04
时间	− 0.11	− 0.18	− 0.05	0.00
时间 2 次方	0.02	0.01	0.03	0.00
性别（参照组：女）				
男	− 0.03	− 0.07	0.01	0.16
年龄（参照组：35 岁及以下）				
36—45 岁	0.05	− 0.01	0.12	0.11
46 岁及以上	0.06	− 0.02	0.15	0.15
工作年限（参照组：5 年及以下）				
6—15 年	0.00	− 0.07	0.07	0.90
16 年及以上	− 0.01	− 0.10	0.08	0.80
工作负荷（参照组：39 小时及以下）				
40—59 小时	− 0.02	− 0.09	0.05	0.52
60 小时及以上	− 0.05	− 0.13	0.03	0.23
教育程度（参照组：高中及以下）				
大专	0.02	− 0.02	0.07	0.33
本科及以上	0.06	0.00	0.11	0.06
月均收入（参照组：1500 元及以下）				
1501—2000 元	0.01	− 0.04	0.06	0.66
2001—2500 元	0.00	− 0.05	0.06	0.98
2501 元及以上	0.01	− 0.06	0.07	0.79

综上所述处方质量信息透明的实施，在抗生素处方率、注射剂处方率方面看似有一定的改善，抗生素处方率降低 1.32 个百分点（95% 置信区间 − 3.26—0.63），注射剂处方率降低 0.99 个百分点（95% 置信区间 − 3.08—1.09），但是都没有达到具有统计学意义的

显著性水平。平均处方费用在干预组微弱地上升了 4% ［95% 置信区间（0—8%）］，但幅度不大，每张处方费用上升了 0—4 元。

总体上来说，透明处方质量信息的干预并没有达到减少抗生素、注射剂滥用和降低费用的效果，即没有明显改善处方质量。

第三节　基于上呼吸道感染疾病的评价分析

上呼吸道感染是门诊中最常见的疾病，而且是不合理用药现象最为泛滥的地方，抗生素滥用、静脉注射剂滥用等问题直接影响了广大患者的健康安全。考虑到疾病病种对处方行为的影响，上述GEE 评价可能存在一定的局限性。在本部分通过甄别上呼吸道感染疾病的患者进行分析，以求对透明干预实施效果有一个更深入的评价。

在干预效果评价方面，DID 模型通过有效结合"前后差异"和"有无差异"，很大程度上控制了某些除干预因素以外其他因素的影响。与此同时，在模型中加入其他可能会影响结局变量的协变量，又控制了干预组和对照组中存在的某些影响因素，弥补干预试验在样本分配上不能做到完全随机的缺陷，因而得到对干预效果的真实评价。[61] 在使用 DID 模型之前，要确保数据满足三个假设①：（1）在干预组的项目开展对控制组的相关研究变量不产生任何影响，即项目实施仅造成干预组相关研究变量的改变。（2）项目实施期间，宏观环境（除项目实施以外的因素）对干预组和控制组的影响相同。（3）干预组和控制组的某些重要特征分布稳定，不随时间变化，即在整个研究期间保持稳定。

本研究使用 DID 评价法，通过构建多元线性回归模型或者 logistic 回归模型进行评价。考虑医生处方行为在机构内部的相似性、相

---

① 叶芳、王燕：《双重差分模型介绍及其应用》，《中国卫生统计》2013 年第 1 期。

关性，在机构层面采用稳健标准误进行相关参数估计。

效果指标包括抗生素处方率、二联及以上抗生素处方率、静脉注射处方率、大输液处方率和平均处方费用。在模型中纳入病人特征：性别、年龄和保险参合情况；医院基本特征：机构床位数、医师数量、服务人口数、年门急诊人次数和年住院人次数，药品年收入，配备和使用的药品数量，药占比和医生平均收入作为控制变量。

对于二分类型的效果指标（如上呼吸道感染的患者的处方是否含有抗生素，0 表示没有，1 表示有），构建 logistic 回归模型，如式（5 – 1）

$$\ln\left(\frac{p_{ij}}{1-p_{ij}}\right) - \alpha_{00} + \beta_t T_{ij} + \beta_g G_{ij} + \beta_e EFFECT_{ij} + \sum_o \beta_o X_{oij} +$$

$$\sum_p \beta_p X_{pij} \tag{5 – 1}$$

· 第 $i=1\cdots$ 是指第 i 个门诊患者，第 $j=1\cdots$ 是指 j 个基层医疗机构；

· T_{ij} 是指第 i 个门诊患者在第 j 个基层医疗机构的就诊时间是透明干预前或者后（0 表示干预前，1 表示干预后）；

· G_{ij} 是指第 i 个门诊患者就诊的第 j 个基层医疗机构接受了透明干预与否（0 参照组，1 干预组）；

· $EFFECT_{ij} = T_{ij} * G_{ij}$，测量干预措施的影响，$\beta_e$ 衡量影响效应的大小；

· $o=1\cdots$ 是指 o 门诊患者的协变量，$p=1\cdots$ 是指 p 基层医疗机构协变量。

对于连续型效果变量，构建模型如式（5 – 2）：

$$y_{ij} = \alpha_{00} + \beta_t T_{ij} + \beta_g G_{ij} + \beta_e EFFECT_{ij} + \sum_o \beta_o X_{oij} + \sum_p \beta_p X_{pij} \tag{5 – 2}$$

在干预前和干预后共计收集到 20 家基层医疗机构 34815 名上呼吸道感染的患者的处方用药信息。纳入研究的基层医疗机构和门诊患者的基本情况如表 5 – 6 所示。

表 5 - 6　　　　　　　　基层医疗机构和病人的基本情况

特征	对照组		干预组	
基层医疗机构				
样本量	10		10	
服务人口（万人）	4.04（1.80）		3.83（1.43）	
床位数（张）	65.60（19.61）		60.00（21.73）	
医生数量（人）	28.30（7.42）		26.30（8.54）	
年平均门急诊人次	50199.60（29236.49）		49108.20（23171.97）	
年平均住院人次	1348.60（499.95）		1482.20（703.11）	
年药品销售额（千元）	188.87（100.01）		150.78（49.66）	
配备使用药品品种数（种）	307.60（145.97）		377.10（172.55）	
药占比（%）	35.73（21.52）		25.42（14.89）	
医生人均收入（千元）	22.46（8.90）		27.01（8.94）	
病人特征	干预前	干预后	干预前	干预后
样本量	7294	10369	4378	12774
年龄（岁）	23.41 (22.52)	23.25 (23.73)	22.36 (22.83)	24.39 (24.48)
男性患者（%）	47.92	51.10	50.18	48.76
新农合保险参合比例（%）	81.81	87.36	84.65	87.40

注：数据以%或者均值（标准差）形式表示。医疗机构的基本情况数据为 2012 年，实施干预前收集。

上呼吸道感染患者的抗生素处方率非常高，都达到了 85% 甚至更高，其中通过注射给药的抗生素比例要远高于口服给药途径。

透明干预使口服抗生素的比例下降了 9 个百分点 [95% 置信区间（ - 17.36， - 1.07），p = 0.027]。透明干预使得二联抗生素的处方率下降了 7 个百分点 [95% 置信区间（ - 13.94，0.00），p = 0.049）]。其中，男性患者下降 7.5 个百分点 [95% 置信区间（ - 14.27， - 0.74），p = 0.030]，而女性患者并没有明显下降。

透明干预对于平均处方费用、注射剂使用频率和大输液使用率的影响非常有限。在干预前后，注射剂使用频率和大输液使用率无论在对照组还是干预组一直处于非常高的水平（80%左右），而处方费用则维持在25—35元。对以上各模型中多重共线性进行检验，方差膨胀因子结果显示不存在严重的多重共线性问题。

综上所述，处方信息透明干预减少了处方口服抗生素、处方二联抗生素的概率，但是对于静脉注射率、大输液率和处方费用没有产生显著性影响。透明干预产生了有限的效果，但是效果受到多方面的影响。

来自透明公开的觉察压力，使部分医生调整自己的处方行为。注射剂、大输液较难改变，可能因为：（1）相关医疗服务费用、耗材费用的经济刺激；（2）患者的要求，医生为了迎合病人，不让自己的病人流失。而对于口服抗生素，本来已经是零差率销售，没有任何经济刺激，相对来说容易减少。所以从结果指标上看，口服抗生素的减少带来了二联抗生素的减少，但由于注射型抗生素的"需求"依然很强，所以总体上抗生素的处方率依然很高，并没有出现显著性下降趋势。

费用方面，由于政府办医疗机构已经全部实施了国家基本药物制度，还有其他相关降低医疗费用的措施叠加等，已使药品费用降到了低点。由于基层配备和使用的基本药物价格都很低，所以即使口服抗生素的概率下降，但是总体上并没有呈现下降趋势。

本章使用GEE模型对三个透明干预的处方指标进行效果评价，结果表明，透明作用下这个三个指标皆没有显著性改善。抗生素处方率、注射剂处方率看似有一定的改善，抗生素处方率降低1.32个百分点 [95%置信区间 （ - 3.26—0.63）]，注射剂处方率降低0.99个百分点 [95%置信区间 （ - 3.08—1.09%）]，但是都没有达到具有统计学意义的显著性水平。干预组平均处方费用微弱地上升了4% [95%置信区间 （0—8%）]，平均每张上升了0—4元。

对上呼吸道感染常见病的分析发现，处方质量信息透明干预使口服抗生素的比例下降了9个百分点 [95%置信区间 （ - 17.36，- 1.07）]。干预使二联抗生素的处方率下降了7个百分点 [95%置

表 5－7　上呼吸道感染的抗生素处方情况

指标	对照组		干预组		未调整系数(95%CI)	p	干预效果 a	
	前	后	前	后			调整系数(95%CI)	p
抗生素处方率(%)								
含抗生素	95.28	94.74	90.57	87.55	-1.48(-6.42,3.45)	0.556	-1.93(-6.61,2.75)	0.419
口服	25.00	24.63	50.98	40.20	-8.93(-28.71,10.86)	0.377	-9.21(-17.36,-1.07)	0.027
注射	80.25	80.00	48.54	55.57	6.02(-10.81,22.86)	0.483	4.04(-5.53,13.62)	0.407
男性	95.57	95.00	90.76	87.56	-1.52(-6.55,3.51)	0.553	-2.09(-6.70,2.52)	0.374
女性	95.03	94.48	90.37	87.53	-1.38(-6.39,3.63)	0.589	-2.29(-6.59,2.01)	0.296
二联处方率(%)								
所有二联	16.56	22.21	21.68	23.61	-4.25(-13.62,5.12)	0.374	-6.97(-13.94,0.00)	0.049
男性	16.08	22.17	22.21	22.72	-5.11(-14.09,3.87)	0.265	-7.51(-14.27,-0.74)	0.030
女性	17.00	22.22	22.50	24.43	-3.49(-13.69,6.71)	0.502	-6.46(-14.07,1.15)	0.096

注：黑体字表明 $p < 0.05$；95%CI：95%置信区间。a 表示基于 DID 回归模型估计的百分点的变化。

表5-8 上呼吸道感染的静脉注射、大输液和平均处方费用情况

指标	对照组		干预组		干预效果[a]			
	前	后	前	后	未调整系数(95% CI)	p	调整系数(95% CI)	p
静脉注射率(%)								
总体	90.00	86.17	81.82	77.89	1.66(−5.50,8.83)	0.649	1.23(−3.82,6.28)	0.633
男性	90.01	85.75	82.29	78.30	2.05(−5.77,9.86)	0.608	1.36(−4.68,7.39)	0.659
女性	89.97	86.62	81.34	77.49	1.22(−5.62,8.08)	0.725	1.22(−3.18,5.62)	0.587
大输液率(%)								
总体	89.76	85.87	81.45	77.64	1.82(−5.59,9.23)	0.630	1.37(−3.93,6.67)	0.612
男性	89.81	85.39	81.83	78.02	2.38(−5.52,10.27)	0.555	1.72(−4.32,7.76)	0.577
女性	89.71	86.39	81.06	77.28	1.20(−6.00,8.41)	0.743	1.14(−3.73,6.02)	0.645
处方费用(元)								
总体	27.53	41.21	29.72	37.82	−12.80(−41.77,16.17)	0.363	−1.21(−16.33,13.90)	0.867
男性	27.60	40.38	29.39	37.74	−10.10(−38.04,17.85)	0.455	0.60(−14.37,15.57)	0.933
女性	27.46	42.09	30.06	37.89	−15.64(−45.97,14.69)	0.290	−3.00(−18.76,12.77)	0.692

注:[a] 表示基于DID回归模型估计的百分点或者百分比的变化。

信区间（-13.94，0.00）]，效果非常显著。对于静脉注射率、大输液率和处方费用没有产生显著性影响。透明干预产生了有限的效果，但是效果具有较大局限性。

第六章　基于觉察压力的用药信息透明的行为机制分析

本章将讨论整个研究过程中医生的透明觉察压力情况；分析历次的觉察压力和处方行为的相关关系，归纳和总结两者之间的规律；使用层次回归法探讨透明公开干预下觉察压力对于医生处方行为的调节效应。

第一节　医生对于处方质量透明的觉察压力分析

一　透明觉察压力调查概况

借鉴 Cohen（1983）等设计的觉察压力量表（perceived stress scale，PSS）：评价个体的生活事件在怎样的程度上被觉察为压力。[①]该量表首次由张澜等（2009）翻译成中文在中国人群中使用，测量问卷的 Cronbach's α 系数大于 0.7，并且有较好的结构效度。[②] 结合用药信息公开特定情境，本书设计出医生对于用药信息公开的觉察压力初始量表，并经 3 次集中小组讨论，另邀请基层医疗机构管理者、医院管理专家和卫生政策等相关专业学者对问卷提出建议。

---

①　Cohen S., Kamarck T., Mermelstein R., "A global measure of perceived stress", *Journal of Health and Social Behavior*, Vol. 24, No. 4, 1983, pp. 385 - 396.

②　张澜等：《觉察压力量表在部分中国人群中的应用研究》，《中国卫生统计》2009年第 6 期。

　　研究中共使用了三个版本的觉察压力问卷，共计实施测量五次。觉察压力问卷在干预前测量了一遍，然后每隔三个月再测量一遍。在研究过程中根据回馈的情况，问卷在第一版本的基础上有两次修订。后续分析结果按照不同问卷版本，分为三个阶段呈现：

表 6 - 1　　　　　　　　觉察压力调查时间和调查工具

组别	调查时间				
	2013 年 9 月	2014 年 1 月	2014 年 4 月	2014 年 7 月	2014 年 10 月
时间点编码	1	2	3	4	5
干预组	√	√	√	√	√
对照组	√	√	-	-	√
调查工具	问卷 1	问卷 1	问卷 2	问卷 2	问卷 3

　　注："√"注明已做调查；"-"表示未调查。

二　处方信息公开与医生觉察压力的关系

　　问卷 1 在综合各方意见后确定了 10 个条目（见附件问卷 1）。

　　每一个条目的回答分为"从来没有""几乎没有""有时有""比较经常""总是有" 5 个等级（其中 1—3 题为正向赋分题），分别赋值 1—5 分。问卷为医生自填，通过求和各条目得到压力总分（满分为 50 分），得分越高说明觉察压力越大。

　　1. 问卷的信度和效度

　　量表信度：主要通过计算总 Cronbach's α 系数和删除某条目的 Cronbach's α 系数，对问卷信度进行评价。问卷总的 Cronbach's α 系数为 0.827。对应 10 个条目的问题，删除其中一个条目后的 Cronbach's α 系数，最高达到 0.836，最低为 0.791。结果表明问卷内部一致性信度较高。

　　内容效度：对每一个指标条目与觉察压力总分做相关分析，结果表明除了"预期一致"一项略低于 0.4（p < 0.01），各指标对应问题得分与觉察压力总分的相关系数均在 0.485—0.787（p <

0.01）。结果说明问卷有较好的内容效度。

结构效度：运用探索性因子分析法对问卷的结构效度进行评价，采取主成分分析法，并经最大正交旋转，共提取了3个公因子，其累积贡献率达到67.4%，"预期一致""时间安排""心情愉悦"在因子1上有较大载荷，可以称为预测感因子；"愤怒事情""思考处境"在因子2上有较大载荷，可以称为超载感因子；其他"控制能力之外""经常紧张""无法应对变化""不能控制影响""不能应对问题"在因子3上有较大载荷，可以称为控制感因子。说明题目的设计与Cohen提出的通过不可预测、无法控制和超载三个维度来对觉察压力评估的理论框架有较好一致性（见表6-2）。

表6-2　　　觉察压力量表因子分析结果（最大正交旋转）

条目	预测感	超载感	控制感
预期一致	0.7090	-0.0688	0.0752
时间安排	0.8366	0.1196	0.1502
心情愉悦	0.8246	0.0927	0.0835
愤怒事情	0.1991	0.7929	0.2508
思考处境	-0.1479	0.5831	0.4256
控制能力之外	0.0323	-0.1418	0.7792
经常紧张	0.1532	0.2687	0.7779
无法应对变化	0.1293	0.2748	0.7759
不能控制影响	0.0913	0.2759	0.8219
不能应对问题	0.1262	0.2218	0.8169

2. 用药信息公开觉察压力得分

第一、第二次透明觉察压力调查共回收有效问卷614份，平均觉察压力得分在25分上下，总体压力水平中等偏低。对照组和干预组医生的觉察压力得分基线情况相当（对照组24.11±5.04；干预组25.18±6.51），并且在干预后时间截面的压力程度也比较一致

（对照组 23.94 ± 4.56；干预组 24.00 ± 5.29）。

3. 透明公开是否增加了医生的觉察压力

干预组在原来已有的用药信息公开基础上，增加了公开医生处方质量指标的信息，采用双差法（difference - in - difference）对干预措施是否改变医生对于用药信息公开的觉察压力进行评价。纳入的自变量包括：干预前后（0 干预前，1 干预后）；组别（0 对照组，1 干预组）；干预前后 × 组别（组别和干预前后的乘积）；性别（0 女，1 男）；医生的年龄；年龄的平方；教育程度（1 高中以下，2 高中或中专，3 大专，4 大学本科及以上）；职称等级（1 未定级，2 助理医师，3 住院医师，4 主治医师，5 副主任医师及以上）；科室（1 内科，2 外科，3 中医科，4 全科，5 妇科，6 其他），收入（1 "2000 元及以下" 2 "2001—3000 元" 3 "3001 及以上"）；机构类型（0 一般卫生院，1 中心卫生院或社区中心）；机构床位数；平均每位医生年门诊量；机构收入的药占比（%）。

医生对于用药信息公开的觉察压力得分符合正态分布（$\chi^2 = 2.69$，$p = 0.261$），直接作为因变量纳入模型。考虑在医疗机构层面可能具有数据聚集性，构建医生—机构两水平模型，并使用似然比检验。报告结果 $P = 0.264$，说明数据不具有层次聚集性，所以选用只含固定效应的模型进行分析。

透明公开处方指标并没有影响医生的觉察压力（$P = 0.19$），具体结果请见表 6 - 3。

表 6 - 3　　　　医生对透明公开处方指标的觉察压力分析

变量	系数	[95% Conf. Interval]		P - value
		下限	上限	
组别	0.79	- 0.47	2.06	0.22
干预前后	- 0.10	- 1.39	1.20	0.88
干预前后 × 组别	- 1.12	- 2.79	0.56	0.19
性别	- 1.59	- 2.52	- 0.67	0.00

续表

变量	系数	[95% Conf. Interval]		P – value
		下限	上限	
年龄	0.27	0.01	0.53	0.04
年龄的平方	0.00	– 0.01	0.00	0.03
教育程度（参照组：高中以下）	—	—	—	—
高中或中专	0.04	– 2.09	2.16	0.97
大专	– 0.11	– 1.89	1.67	0.90
大学本科及以上	0.87	– 1.12	2.85	0.39
职称等级（参照组未定级）	—	—	—	—
助理医师	0.47	– 1.46	2.40	0.63
住院医师	1.25	– 0.28	2.78	0.11
主治医师	0.78	– 0.88	2.43	0.36
副主任医师及以上	– 0.22	– 2.89	2.44	0.87
收入等级（参照组：2000 元及以下）	—	—	—	—
2001—3000 元	– 1.30	– 2.31	– 0.29	0.01
3001 元及以上	– 1.25	– 2.93	0.44	0.15
医疗机构类型（参照组：一般卫生院）	—	—	—	—
中心卫生院或者社区中心	– 0.17	– 1.27	0.94	0.77
床位数量	0.01	– 0.02	0.03	0.64
平均每位医生年门诊量	0.00	0.00	0.00	0.16
药占比	– 0.04	– 0.07	– 0.02	0.00
常数项	22.58	15.95	29.20	0.00

医生整体上对于用药信息公开的觉察压力都处于中等偏下的水平（平均 25 分或以下，满分 50 分）。特别的，针对医生的抗生素处方率、注射剂处方率和平均处方费用指标的排名和公开措施没有对医生产生相应的刺激压力。本书研究结果与瑞士某项研究发现有

很大差异。[1] 该项研究对医生和护士两个执业人群的调查显示，他们普遍持有强烈的负面和批判情绪。医生和护士都很担心简单的质量指标公开和排名并不能反映临床服务的复杂性，而且常常被媒体放大和滥用以至于产生不良影响。女性医生和年龄稍大的医生对于监管透明的觉察压力都较高，这提示此类群体对透明信息更敏感，可能的解释是他们对名誉和自尊等方面更为关注。当前用药指标的公开和排名没有结合相关绩效考核，没有奖励和惩罚措施，这可能是觉察压力不高的重要原因。

三　公开透明形式对医生透明觉察压力的影响

第三次、第四次调查使用问卷 2 测量医生的觉察压力，并且只在干预组中调查。透明干预的处方指标公开有了新的变化：（1）改变医生只在本院内排名的形式，采取全市干预组所有基层医院同科室进行医生的排名；（2）以星号展示医生处方质量等级，分为 1—3 颗星三个等级，星号越多质量越好。第二版问卷在第一版问卷的基础上进行修订，共计 19 个条目，压力问卷的每个条目赋值 0—4 分，满分为 76 分（见附件问卷 2）。

问卷信度：主要通过计算总 Cronbach's α 系数和删除某条目的 Cronbach's α 系数，对问卷信度进行评价。问卷总的 Cronbach's α 系数为 0.79。对应 19 个条目的问题，删除其中一个条目后的 Cronbach's α 系数，最高达到 0.81，最低为 0.76。结果表明问卷内部一致性信度较高。

内容效度：对每一个指标条目与觉察压力总分做相关分析，结果表明，除了"更新频率过快"一项不是显著性相关外（$r = 0.04$，$p = 0.63$），各指标对应问题得分与觉察压力总分的相关系数大概在 0.30— 0.78（$p < 0.01$）。结果说明问卷有较好的内容效度。

结构效度：运用探索性因子分析法对问卷的结构效度进行评价，

---

① Heller R., Schwappach D., "Chances and risks of publication of quality data – the perspectives of Swiss physicians and nurses", *BMC Health Services Research*, No. 12, 2012, p. 368

采取主成分分析法，并经最大正交旋转，共提取了 4 个公因子，其累积贡献率达到 57.95%。问卷的相关条目都在主要维度上有较高的因子载荷，问卷结构效度良好。

1. 干预组第三次调查

第三次调查医生数量 161 名，压力得分 28.38±7.56，最小值 10，最大值 50，透明觉察压力程度比较低。

表 6 - 4　　　　第三次调查干预组医生问卷条目的得分情况

题号	条目	均值	标准差	最小值	最大值
1	预期不一致	1.64	0.83	0	4
2	关注排名位置	2.58	1.06	0	4
3	排名不可接受	1.40	0.89	0	4
4	更新频率过快	2.32	1.00	0	4
5	应该好于同事	2.21	0.97	0	4
6	垫底时烦恼	1.79	1.16	0	4
7	不能心情愉悦	1.40	0.95	0	4
8	排名无所谓*	2.39	1.15	0	4
9	担心奖金职称	1.25	1.07	0	4
10	感到紧张焦躁	1.06	0.93	0	4
11	同事领导讨论	1.12	0.89	0	4
12	反感抵触排名	0.84	0.79	0	4
13	表达排名不满	0.68	0.75	0	4
14	不理解公开	0.96	0.94	0	4
15	处方感到压力	1.39	1.04	0	4
16	想办法改善	2.07	1.19	0	4
17	不能应对问题	1.12	0.83	0	3
18	无法改善排名	1.19	0.97	0	4
19	无法维护名誉	0.95	0.89	0	4

注：* 反向计分题经转化后计算分析。

综观所有方面，在处方指标公开和排名过程中，医生感觉压力相对比较高的方面是自己的排名位置如何，排名信息更新的频率，还有就是怎么改善自己排名的问题。

2. 干预组第四次调查

第四次共调查干预组处方医生 154 名，觉察压力依然不高，平均分 23.71±9.20，最小值 6，最大值 49。

表 6 - 5　　第四次调查干预组医生问卷条目的得分情况

题号	条目	均值	标准差	最小值	最大值
1	预期不一致	1.56	0.94	0	4
2	关注排名位置	2.18	1.09	0	4
3	排名不可接受	1.14	0.90	0	4
4	更新频率过快	1.54	1.03	0	4
5	应该好于同事	1.47	0.94	0	4
6	垫底时烦恼	1.44	1.02	0	4
7	不能心情愉悦	0.86	0.77	0	4
8	排名无所谓 *	1.92	1.01	0	4
9	担心奖金职称	1.13	0.89	0	4
10	感到紧张焦躁	1.01	0.87	0	4
11	同事领导讨论	0.97	0.85	0	4
12	反感抵触排名	0.75	0.75	0	3
13	表达排名不满	0.64	0.69	0	2
14	不理解公开	0.86	0.90	0	3
15	处方感到压力	1.10	0.90	0	3
16	想办法改善	2.18	1.12	0	4
17	不能应对问题	0.95	0.76	0	4
18	无法改善排名	1.08	0.77	0	3
19	无法维护名誉	0.93	0.78	0	4

注：* 反向计分题经转化后计算分析。

综观所有方面，在处方指标公开和排名过程中，医生觉察压力比较高的方面是自己的排名位置如何，还有就是怎么改善自己排名的问题。

3. 透明觉察压力的变化情况

共计 141 名医生都接受了前后的第三次和第四次的觉察压力调查。第三次觉察压力得分为 28.28 ± 7.59，而第四次觉察压力得分为 23.88 ± 9.31。

表 6 - 6　　　　　　　透明觉察压力前后变化情况

调查批次	均值	标准误	标准差	[95% Conf. Interval]	
				下限	上限
第三次调查得分	28.28	0.63	7.59	27.01	29.54
第四次调查得分	23.88	0.78	9.31	22.33	25.43
第四次减第三次的分差	- 4.39	0.70	8.36	- 5.79	- 3.00

使用前后配对 t 检验进行分析。经检验 t = - 6.24，p < 0.001，医生在后期感受到的压力要小于前期，即第四次（7月）测量的觉察压力确实要小于第三次（4月）。可能的解释是医生在面对质量星级评价后，并没有比直接出现质量指标信息刺激那么大。跨医疗机构之间的比较，也可能使同一个机构内部医生的医疗质量难以显著地区分，大家处于同一层次而使压力下降。另一个可能的原因是医生有一个适应新公开环境的过程，觉得没有什么影响，自然就觉察压力低。

四　干预终末阶段的觉察压力情况

在第五版问卷，我们设定总体感觉压力条目 1 项，然后下设 16 项分条目，赋值 0—4 分，总分是 4 × 16 = 64 分。

量表信度：主要通过计算总 Cronbach's α 系数和删除某条目的 Cronbach's α 系数，对问卷信度进行评价。问卷总的 Cronbach's α 系数为 0.922。对应 17 个条目的问题，删除其中一个后的 Cronbach's α 系数最高达到 0.929，最低为 0.914。结果表明问卷内部一致性信度较高。

内容效度：对每一个指标条目与觉察压力总分做相关分析，各指标对应问题得分与觉察压力总分的相关系数均在 0.499—0.785（p < 0.01）。结果说明问卷有较好的内容效度。

结构效度：运用探索性因子分析法对问卷的结构效度进行评价，采取主成分分析法，并经最大正交旋转，共提取了 2 个公因子，其累积贡献率达到 59.43%。问卷的相关条目都在主要维度上有较高的因子载荷，问卷结构效度良好。

1. 医生觉察压力情况

本次调查干预组和对照组，共计 326 名处方医生。用药信息公开觉察压力得分 15.24 ± 8.15，最小值 0 分，最大值为 47 分（见表 6 - 7）。

相对来说，预期不一致、关注自己处境、处方时感到压力、更新快无法应对这些方面产生的压力较大。基于信息公开的领导或同事评价、名誉影响、奖金和晋升等并没有预期的关切（即相应压力程度低）。

表 6 - 7　　　　　　医生对用药信息公开的觉察压力情况

题号	条目	均值	标准差	最小值	最大值
0	总体觉察压力	1.55	0.81	0	3
1	预期不一致	1.50	0.79	0	4
2	关注自己处境	1.76	1.09	0	4
3	不能心情愉悦	0.92	0.74	0	3
4	担心奖金晋升	0.93	0.82	0	4
5	来自领导或同事的不安	0.94	0.73	0	3
6	对公开反感和抵触	0.78	0.65	0	3
7	公开紧张或焦躁	0.80	0.66	0	3
8	愤怒的事情	0.81	0.68	0	3
9	不能接受公开	0.75	0.71	0	4
10	表达公开的不满	0.71	0.62	0	3
11	对公开不理解	0.90	0.80	0	4

续表

题号	条目	均值	标准差	最小值	最大值
12	处方时感到压力	1.10	0.82	0	4
13	更新快无法应对	1.02	0.75	0	4
14	无法应对名誉影响	0.73	0.62	0	3
15	患者获取信息的威胁	0.73	0.63	0	3
16	不接受公开指标	0.86	0.75	0	4

2. 干预组和对照组医生的觉察压力比较

经独立样本 t 检验（t = - 2.76，p = 0.006），干预组处方质量信息公开的觉察压力要显著高于对照组，虽然两组处方医生的总体觉察压力得分都较低（见表 6 - 8）。随着透明公开实施，干预对象认知透明信息加深，会越发感觉到压力。即开始干预组和对照组的信息公开觉察压力没有差别，但是往后阶段就会有差异。这从某种程度表明，处方指标公开还是能引起透明觉察压力，只是需要些时间。

表 6 - 8　　　　　　　　　**干预组和对照组的觉察压力比较**

组别	人数	均值	标准误	标准差	[95% Conf. Interval]	
					下限	上限
对照组	183	14.15	0.65	8.84	12.86	15.44
干预组	143	16.64	0.58	6.97	15.48	17.79
合计	326	15.24	0.45	8.15	14.35	16.13
对照组 - 干预组的分差	—	- 2.49	0.90	—	- 4.26	- 0.72

五　历次觉察压力得分比较分析

将所有阶段的用药信息公开觉察压力得分经百分制转化后（即各觉察压力问卷满分转化为 100 分），进行比较分析。总体上，透明压力得分呈下降的趋势。

表 6 - 9　　　　干预组和对照组对于用药信息公开的压力变化

组别	调查批次	医生数量	均值	标准差	最小值	最大值
干预组	一	142	37.94	16.27	0	80.00
	二	157	35.10	13.07	2.50	82.50
	三	161	37.34	9.95	13.16	65.79
	四	154	31.19	12.11	7.89	64.47
	五	143	25.99	10.89	0	54.69
对照组	一	148	35.29	12.61	7.50	67.50
	二	167	34.04	12.21	0	60.00
	五	183	22.11	13.81	0	73.43

在整个研究阶段，医生对于用药信息公开的觉察压力都比较低。总体上，医生的透明觉察压力呈现下降趋势。医生用药指标的公开，并没有立即增加医生对于透明的觉察压力。但是，在最后一个阶段调查时，干预组的觉察压力要显著高于对照组（p < 0.05）。

第二节　觉察压力得分与处方质量
指标的相关性分析

在开始和结束阶段，医生的觉察压力与实际处方质量之间的相关关系不明显。在中间阶段，觉察压力与部分处方质量指标有显著性相关关系，但是相关系数都在0.3以下（见表6 - 10）。说明觉察压力与处方行为之间的相关性不强。比如说，抗生素处方率相对较高的医生（处方行为质量较差），在处方指标排名和公开后，并不会产生较高的觉察压力。反之，觉察压力高的医生也不会有相对较好的处方行为质量（即较低的抗生素处方率、较低的注射剂处方率）。结合前文结论，当前透明公开下，医生的透明觉察压力普遍不高。特别是那些处方质量较差的人，当他们排名靠后而被公开时，并没有产生较强的觉察压力。这部分人的感觉很可能就是"事

表6-10 觉察压力得分与处方质量指标的相关性情况

指标	统计量	第一次			第二次			第三次			第四次			第五次		
		dkss	dinj	dcost	dkss	dinj	dcost	dkss	dinj	dcost	dkss	dinj	dcost	dkss	dinj	dcost
dkss	R	1.00			1.00			1.00			1.00			1.00		
	p															
dinj	R	0.74	1.00		0.69	1.00		0.59	1.00		0.56	1.00		0.61	1.00	
	p		0.00													
dcost	R	-0.54	-0.56	1.00	-0.50	-0.46	1.00	-0.44	-0.37	1.00	-0.48	-0.39	1.00	-0.46	-0.39	1.00
	p		0.00	0.00												
total	R	0.00	0.08	-0.03	0.03	0.15	0.04	0.15	0.17	-0.08	0.30	0.28	-0.10	0.10	0.10	0.00
	p	0.96	0.27	0.69	0.70	0.02	0.54	0.10	0.05	0.35	0.00	0.00	0.29	0.11	0.11	0.96

注:dkss——抗生素处方率;dinj——注射剂处方率;dcost——平均处方费用;total——觉察压力总分;R——相关系数;P——p-value。

不关己", 对于透明监管中的自己临床处方的低质量问题也不会
在意。

　　几个公开的处方质量指标之间是高度相关的, 而且抗生素处方
率、注射剂处方率之间高度正向相关, 而与费用之间呈现的是负向
相关关系。可能的解释是抗生素多会以注射、大输液的途径进行给
药。基层的患者普遍认为输液治疗更迅速有效, 即使简单的上呼吸
道感染也会要求医生进行输液治疗。对于医疗机构而言, 输液治疗
产生的经济效益要高于口服药, 因为药品已经全部实施集中招标采
购和零差率销售。基层医疗机构费用可能已经降到最低点 (不合理
费用基本消除或难以控制)。

第三节　透明公开作用机制中觉察压力的调节效应探讨

　　调节变量 (moderator) 和中介变量 (mediator) 在回归分析中
是两个比较重要的统计概念。调节变量和中介变量相对于我们经常
关注的自变量和因变量来说都是第三者, 很容易让人产生概念混
淆。如果一个变量与因变量或自变量的相关性都不大, 它不可能成
为中介变量, 但有可能成为调节变量。较为理想的调节变量与自变
量和因变量的相关性都不大, 比如性别、年龄等这些我们经常会使
用到的变量, 由于不受自变量的影响, 当然不能成为中介变量, 但
是在比较多的时候却可以将其考虑为调节变量。所以说, 将一个变
量确立作为调节变量或中介变量分析之前, 从学科理论或经验常识
的角度必须能够解释得通。

　　本研究中, 透明觉察压力是基于透明作用机制, 结合 Frølich 等
提出的透明监管下临床服务提供者行为刺激概念模型提出的影响调
节医生处方行为的概念。从研究假设出发, 医生处方行为与透明公
开的关系是透明觉察压力的函数, 所以觉察压力应为调节变量。就

是说，医生处方行为与透明公开的关系受到第三个变量透明觉察压力的影响，它影响因变量和自变量之间关系的方向（正或负）和强弱。

根据前面分析结果，透明公开对医生处方行为实践的影响并不稳定，透明觉察压力与处方行为质量之间的相关不显著，透明觉察压力与是否用药指标公开的相关也不显著，这些都提示透明觉察压力更适宜作为调节变量纳入分析，而不存在觉察压力产生中介效应。因此本研究主要探讨觉察压力如何调节处方治疗信息透明和处方质量。

假设1：透明公开的监管工作倾向于改善医生的处方行为质量（表现在降低抗生素处方率、注射剂处方率，降低平均处方费用）。

假设2：医生透明觉察压力程度对透明公开和处方行为质量的关系有显著的调节作用。

一 关于抗生素处方质量

第一步，在因变量为抗生素处方率的回归分析中，控制变量解释了抗生素处方率方差的25.2%（$p < 0.001$）。其中医生的年龄、收入、职称、工作负荷、科室对抗生素处方率有显著性影响（见表6-12）。

第二步，为了验证假设1，在层次回归放入自变量透明干预与否（0未有；1干预）、觉察压力得分。并不如假设1所预测，透明干预与抗生素处方率没有显著的相关关系，透明干预的系数为5.99（$p = 0.06$），倾向于增加抗生素处方率，但是回归方程的解释力没有显著性增加，不具有统计学意义。这里的结果并不支持假设1（见表6-13）。

第三步，模型中加入了二元交互项：透明干预×觉察压力。对变量进行了"均值定中"处理。这种处理变换不会影响变量之间的相关关系，并且可以避免严重的多重共线性问题，更加有效地研究变量的交互项效应。但是，纳入交互项后没有使方程的解释力增加0.6%（$p = 0.195$），远没有达到显著性水平。其中，二元交互项透明干预×觉察压力的系数为 0.52（p = 0.20）。由于并不具有显著性，这意味着，觉察压力对透明干预与抗生素处方率之间的关系不具有调节效应，无论觉察压力高低如何，不影响到透明公开对处方行为的影响关系。对以上各模型中多重共线性进行检验，方差膨胀因子结果显示不存在严重的多重共线性问题（见表 6 - 14）。

表 6 - 11　　　　层次回归过程中模型的显著性和 R^2 变化

Model	R^2	F（df）	p	R^2 change	F（df）change	p
1	0.252	3.881（19, 219）	0.000	—	—	—
2	0.266	3.746（21, 217）	0.000	0.014	2.096（2, 217）	0.125
3	0.272	3.664（22, 216）	0.000	0.006	1.693（1, 216）	0.195

表 6 - 12　　　　　　抗生素处方率——层次回归第一步

变量	系数	标准误	t	P 值	[95% Conf. Interval] 下限	上限
性别（参照组：女）						
男	-2.13	3.94	-0.54	0.59	-9.90	5.63
年龄（参照组：35 岁及以下）						
36—45 岁	1.35	4.12	0.33	0.74	-6.77	9.46
46 岁及以上	-11.63	5.43	-2.14	0.03	-22.34	-0.92
月均收入（参照组：1500 元及以下）						
1501—2000 元	-3.93	4.63	-0.85	0.40	-13.05	5.20
2001—2500 元	-15.08	5.01	-3.01	0.00	-24.96	-5.21
2501 元及以上	-5.36	5.58	-0.96	0.34	-16.36	5.64
职称（参照组：助理医师）						
住院医师	10.94	9.30	1.18	0.24	-7.39	29.27
主治医师	15.23	9.06	1.68	0.09	-2.62	33.08
副主任医师	22.16	9.35	2.37	0.02	3.73	40.59
主任医师	11.89	11.44	1.04	0.30	-10.65	34.43

续表

变量	系数	标准误	t	P 值	[95% Conf. Interval]	
					下限	上限
教育（参照组：高中以下）						
高中	13.05	16.25	0.80	0.42	-18.98	45.09
大专	0.47	16.25	0.03	0.98	-31.55	32.49
大学本科	-9.74	16.56	-0.59	0.56	-42.39	22.90
工作负荷（参照组：39 小时及以下）						
40—59 小时	7.59	6.93	1.10	0.27	-6.06	21.25
60 小时及以上	15.57	7.72	2.02	0.05	0.36	30.77
科室（参照组：门诊内科）						
门诊外科	4.64	7.31	0.63	0.53	-9.77	19.05
住院内科	-22.33	6.89	-3.24	0.00	-35.91	-8.75
妇产科	-20.22	5.91	-3.42	0.00	-31.87	-8.57
其他	-6.04	4.13	-1.46	0.15	-14.18	2.09

表 6－13　　　　　抗生素处方率——层次回归第二步

变量	系数	标准误	t	P 值	[95% Conf. Interval]	
					下限	上限
性别（参照组：女）						
男	-2.30	3.92	-0.59	0.56	-10.03	5.43
年龄（参照组：35 岁及以下）						
36—45 岁	0.80	4.10	0.19	0.85	-7.29	8.89
46 岁及以上	-12.28	5.42	-2.27	0.02	-22.97	-1.60
月均收入（参照组：1500 元及以下）						
1501—2000 元	-4.80	4.63	-1.04	0.30	-13.92	4.32
2001—2500 元	-15.72	4.99	-3.15	0.00	-25.56	-5.87
2501 元及以上	-7.04	5.61	-1.25	0.21	-18.11	4.03
职称（参照组：助理医师）						
住院医师	10.68	9.29	1.15	0.25	-7.62	28.99
主治医师	14.61	9.10	1.60	0.11	-3.34	32.55

续表

变量	系数	标准误	t	P 值	[95% Conf. Interval]	
					下限	上限
职称（参照组：助理医师）						
副主任医师	23.12	9.34	2.48	0.01	4.72	41.53
主任医师	13.85	11.42	1.21	0.23	−8.66	36.37
教育（参照组：高中以下）						
高中	9.71	16.26	0.60	0.55	−22.34	41.75
大专	−3.04	16.26	−0.19	0.85	−35.09	29.00
大学本科	−13.32	16.58	−0.80	0.42	−45.99	19.35
工作负荷（参照组：39 小时及以下）						
40—59 小时	8.31	6.91	1.20	0.23	−5.31	21.92
60 小时及以上	16.13	7.69	2.10	0.04	0.99	31.28
科室（参照组：门诊内科）						
门诊外科	5.75	7.31	0.79	0.43	−8.65	20.15
住院内科	−21.16	7.09	−2.98	0.00	−35.14	−7.18
妇产科	−19.81	5.95	−3.33	0.00	−31.54	−8.09
其他	−4.64	4.25	−1.09	0.28	−13.01	3.73
透明干预	5.99	3.04	1.97	0.06	0.00	11.98
觉察压力	0.04	0.19	0.21	0.83	−0.34	0.42

表 6－14　　　　抗生素处方率——层次回归第三步

变量	系数	标准误	t	P 值	[95% Conf. Interval]	
					下限	上限
性别（参照组：女）						
男	−1.91	3.93	−0.49	0.63	−9.65	5.83
年龄（参照组：35 岁及以下）						
36—45 岁	1.12	4.10	0.27	0.79	−6.97	9.21
46 岁及以上	−12.04	5.42	−2.22	0.03	−22.71	−1.36
月均收入（参照组：1500 元及以下）						
1501—2000 元	−4.28	4.64	−0.92	0.36	−13.42	4.86

续表

变量	系数	标准误	t	P 值	[95% Conf. Interval]	
					下限	上限
月均收入（参照组：1500 元及以下）						
2001—2500 元	-14.82	5.03	-2.94	0.00	-24.74	-4.90
2501 元及以上	-7.32	5.61	-1.30	0.19	-18.37	3.74
职称（参照组：助理医师）						
住院医师	8.58	9.41	0.91	0.36	-9.98	27.14
主治医师	12.69	9.21	1.38	0.17	-5.46	30.84
副主任医师	21.25	9.43	2.25	0.03	2.66	39.84
主任医师	12.32	11.47	1.07	0.28	-10.28	34.92
教育（参照组：高中以下）						
高中	10.00	16.23	0.62	0.54	-21.99	42.00
大专	-3.20	16.23	-0.20	0.84	-35.20	28.80
大学本科	-13.33	16.55	-0.81	0.42	-45.95	19.29
工作负荷（参照组：39 小时及以下）						
40—59 小时	8.90	6.91	1.29	0.20	-4.72	22.53
60 小时及以上	17.10	7.71	2.22	0.03	1.91	32.30
科室（参照组：门诊内科）						
门诊外科	5.27	7.30	0.72	0.47	-9.13	19.66
住院内科	-21.29	7.08	-3.01	0.00	-35.25	-7.34
妇产科	-19.99	5.94	-3.36	0.00	-31.69	-8.28
其他	-4.79	4.24	-1.13	0.26	-13.16	3.57
透明干预	5.73	3.04	1.88	0.06	-0.26	11.72
觉察压力	0.10	0.20	0.49	0.62	-0.29	0.48
透明干预×觉察压力	0.52	0.40	1.30	0.20	-0.27	1.30

二　关于注射剂处方质量

第一步，在因变量为注射剂处方率的回归分析中，控制变量解释了抗生素处方率方差的 29.4%（p < 0.001）。其中年龄、收入、科室对医生注射剂处方率有显著性影响（见表 6 - 16）。

第二步，为了验证假设 1，在层次回归放入自变量透明干预与否（0 未有；1 干预）、觉察压力得分。并不如假设 1 所预测，透明干预与注射剂处方率没有显著的相关关系，透明干预的系数为 1.33（p＝0.68）（见表 6－17），倾向于增加注射剂处方率，但是回归方程的解释力没有显著增加，不具有统计学意义。这里的结果并不支持假设 1。

第三步，模型中加入了二元交互项：透明干预×觉察压力。在生成交互作用项前，对变量进行了"均值定中"处理。这种数值变换不会影响变量之间的相关关系，可避免多重共线性问题，更有效的研究变量的交互项效应。但是，纳入交互项后没有使方程的解释力显著性增加，R^2 只改变了 0.3%（p＝0.307）。其中，二元交互项透明干预×觉察压力的系数为 0.43（p＝0.31）。由于并不具有显著性，这意味着，觉察压力对透明干预与注射剂处方率之间的关系不具有调节效应，无论觉察压力高低如何，不影响到透明公开对处方行为的关系（见表 6－18）。

对以上各模型中多重共线性进行检验，方差膨胀因子结果显示不存在严重的多重共线性问题。

表 6 – 15　　　　层次回归过程中模型的显著性和 R^2 变化

Model	R^2	F（df）	p	R^2 change	F（df）change	p
1	0.294	4.792（19，219）	0.000	—	—	—
2	0.296	4.346（21，217）	0.000	0.002	0.374（2，217）	0.689
3	0.299	4.197（22，216）	0.000	0.003	1.050（1，216）	0.307

表 6 – 16　　　　注射剂处方率——层次回归第一步

变量	系数	标准误	t	P 值	[95% Conf. Interval] 下限	上限
性别（参照组：女）						
男	6.25	4.08	1.53	0.13	－ 1.80	14.29

续表

变量	系数	标准误	t	P 值	[95% Conf. Interval] 下限	上限
年龄（参照组：35 岁及以下）						
36—45 岁	−5.20	4.26	−1.22	0.22	−13.61	3.20
46 岁及以上	−12.20	5.63	−2.17	0.03	−23.30	−1.10
月均收入（参照组：1500 元及以下）						
1501—2000 元	−4.75	4.80	−0.99	0.32	−14.20	4.71
2001—2500 元	−14.80	5.19	−2.85	0.01	−25.03	−4.57
2501 元及以上	−2.13	5.78	−0.37	0.71	−13.53	9.26
职称（参照组：助理医师）						
住院医师	1.10	9.64	0.11	0.91	−17.90	20.10
主治医师	7.14	9.38	0.76	0.45	−11.36	25.64
副主任医师	6.69	9.69	0.69	0.49	−12.41	25.78
主任医师	−12.42	11.85	−1.05	0.30	−35.77	10.94
教育（参照组：高中以下）						
高中	20.29	16.84	1.20	0.23	−12.91	53.48
大专	11.49	16.84	0.68	0.50	−21.70	44.67
大学本科	7.31	17.16	0.43	0.67	−26.52	41.14
工作负荷（参照组：39 小时及以下）						
40—59 小时	3.07	7.18	0.43	0.67	−11.08	17.22
60 小时及以上	9.35	8.00	1.17	0.24	−6.41	25.11
科室（参照组：门诊内科）						
门诊外科	4.50	7.58	0.59	0.55	−10.43	19.44
住院内科	−21.62	7.14	−3.03	0.00	−35.68	−7.55
妇产科	−20.72	6.13	−3.38	0.00	−32.79	−8.64
其他	3.84	4.28	0.90	0.37	−4.59	12.27

表 6 - 17　　　　　　　注射剂处方率——层次回归第二步

变量	系数	标准误	t	P 值	[95% Conf. Interval]	
					下限	上限
性别（参照组：女）						
男	6.16	4.10	1.50	0.13	-1.92	14.23
年龄（参照组：35 岁及以下）						
36—45 岁	-5.36	4.29	-1.25	0.21	-13.80	3.09
46 岁及以上	-12.55	5.66	-2.22	0.03	-23.71	-1.39
月均收入（参照组：1500 元及以下）						
1501—2000 元	-4.96	4.83	-1.03	0.31	-14.48	4.57
2001—2500 元	-15.06	5.22	-2.89	0.00	-25.34	-4.78
2501 元及以上	-2.73	5.86	-0.47	0.64	-14.29	8.82
职称（参照组：助理医师）						
住院医师	0.52	9.70	0.05	0.96	-18.60	19.65
主治医师	6.14	9.51	0.65	0.52	-12.61	24.88
副主任医师	6.57	9.75	0.67	0.50	-12.65	25.79
主任医师	-12.01	11.93	-1.01	0.32	-35.52	11.51
教育（参照组：高中以下）						
高中	19.06	16.98	1.12	0.26	-14.40	52.53
大专	10.24	16.98	0.60	0.55	-23.23	43.71
大学本科	6.03	17.31	0.35	0.73	-28.09	40.15
工作负荷（参照组：39 小时及以下）						
40—59 小时	3.47	7.22	0.48	0.63	-10.75	17.69
60 小时及以上	9.64	8.03	1.20	0.23	-6.18	25.46
科室（参照组：门诊内科）						
门诊外科	5.08	7.63	0.67	0.51	-9.96	20.12
住院内科	-20.14	7.41	-2.72	0.01	-34.74	-5.55
妇产科	-20.04	6.21	-3.23	0.00	-32.28	-7.79
其他	4.82	4.44	1.09	0.28	-3.93	13.56
透明干预	1.33	3.17	0.42	0.68	-4.93	7.58
觉察压力	0.13	0.20	0.68	0.50	-0.26	0.53

表 6-18 注射剂处方率——层次回归第三步

变量	系数	标准误	t	P 值	[95% Conf. Interval] 下限	上限
性别（参照组：女）						
男	6.48	4.11	1.58	0.12	-1.61	14.58
年龄（参照组：35 岁及以下）						
36—45 岁	-5.09	4.29	-1.19	0.24	-13.55	3.37
46 岁及以上	-12.35	5.67	-2.18	0.03	-23.51	-1.18
月均收入（参照组：1500 元及以下）						
1501—2000 元	-4.53	4.85	-0.93	0.35	-14.09	5.03
2001—2500 元	-14.32	5.27	-2.72	0.01	-24.70	-3.94
2501 元及以上	-2.96	5.87	-0.50	0.61	-14.53	8.60
职称（参照组：助理医师）						
住院医师	-1.21	9.85	-0.12	0.90	-20.62	18.20
主治医师	4.56	9.63	0.47	0.64	-14.43	23.54
副主任医师	5.03	9.87	0.51	0.61	-14.42	24.48
主任医师	-13.27	11.99	-1.11	0.27	-36.91	10.37
教育（参照组：高中以下）						
高中	19.31	16.98	1.14	0.26	-14.16	52.78
大专	10.11	16.98	0.60	0.55	-23.36	43.58
大学本科	6.03	17.31	0.35	0.73	-28.09	40.14
工作负荷（参照组：39 小时及以下）						
40—59 小时	3.96	7.23	0.55	0.59	-10.29	18.21
60 小时及以上	10.44	8.06	1.29	0.20	-5.46	26.33
科室（参照组：门诊内科）						
门诊外科	4.69	7.64	0.61	0.54	-10.37	19.74
住院内科	-20.25	7.41	-2.73	0.01	-34.85	-5.66
妇产科	-20.18	6.21	-3.25	0.00	-32.43	-7.93
其他	4.69	4.44	1.06	0.29	-4.06	13.44
透明干预	1.11	3.18	0.35	0.73	-5.16	7.38
觉察压力	0.18	0.20	0.89	0.38	-0.22	0.58
透明干预×觉察压力	0.43	0.42	1.02	0.31	-0.39	1.25

三　关于平均处方费用

费用呈偏态分布，所以对其对数转换后再纳入回归分析。

第一步，在因变量为注射剂处方率的回归分析中，控制变量解释了抗生素处方率方差的12.1%（ p = 0.062 ）。其中医生的收入、科室对平均处方费用产生显著影响（见表 6 – 20）。

第二步，为了验证假设 1，在层次回归放入自变量透明干预与否（ 0 未有；1 干预）、觉察压力得分。并不如假设 1 所预测，透明干预与平均处方费用没有显著性的相关关系，透明干预的系数为0.04（ p = 0.46 ），倾向于增加平均处方费用，但是回归方程的解释力没有显著增加，不具有统计学意义。这里的结果并不支持假设 1（见表 6 – 21）。

第三步，模型中加入了二元交互项：透明干预 × 觉察压力。首先对变量进行了"均值定中"处理。这种数值处理不会影响变量之间的相关关系，可以避免模型可能发生的多重共线性问题，所以能更有效地研究交互项效应。结果显示，纳入交互项后没有使方程的解释力显著增加 0.2%（ p = 0.472 ）。其中，二元交互项透明干预 × 觉察压力的系数为 – 0.01（ p = 0.47 ）。由于并不具有显著性，这意味着，觉察压力对透明干预与平均处方费用之间的关系不具有调节效应，无论觉察压力高低如何，不影响到透明公开对处方行为的关系（见表 6 – 22）。

对以上各模型中多重共线性进行检验，方差膨胀因子结果显示不存在严重的多重共线性问题。

表 6 – 19　　　　　　层次回归过程中模型的显著性和 R^2 变化

Model	R^2	F（df）	p	R^2 change	F（df）change	p
1	0.121	1.582（19, 219）	0.062	—	—	—
2	0.128	1.522（21, 217）	0.072	0.008	0.960（2, 217）	0.384
3	0.130	1.473（22, 216）	0.085	0.002	0.520（1, 216）	0.472

表 6 - 20 平均处方费用——层次回归第一步

变量	系数	标准误	t	P 值	[95% Conf. Interval] 下限	上限
性别（参照组：女）						
男	0.01	0.08	0.10	0.92	-0.14	0.16
年龄（参照组：35 岁及以下）						
36—45 岁	0.06	0.08	0.71	0.48	-0.10	0.22
46 岁及以上	0.01	0.11	0.14	0.89	-0.20	0.22
月均收入（参照组：1500 元及以下）						
1501—2000 元	0.07	0.09	0.76	0.45	-0.11	0.25
2001—2500 元	0.22	0.10	2.22	0.03	0.02	0.41
2501 元及以上	0.14	0.11	1.30	0.19	-0.07	0.36
职称（参照组：助理医师）						
住院医师	-0.04	0.18	-0.24	0.81	-0.40	0.32
主治医师	-0.05	0.18	-0.30	0.76	-0.40	0.30
副主任医师	-0.11	0.18	-0.59	0.56	-0.47	0.25
主任医师	-0.25	0.22	-1.12	0.26	-0.69	0.19
教育（参照组：高中以下）						
高中	-0.11	0.32	-0.36	0.72	-0.74	0.51
大专	-0.03	0.32	-0.08	0.93	-0.66	0.60
大学本科	0.10	0.33	0.30	0.77	-0.54	0.74
工作负荷（参照组：39 小时及以下）						
40—59 小时	0.07	0.14	0.54	0.59	-0.19	0.34
60 小时及以上	0.13	0.15	0.88	0.38	-0.17	0.43
科室（参照组：门诊内科）						
门诊外科	0.15	0.14	1.08	0.28	-0.13	0.44
住院内科	0.21	0.14	1.53	0.13	-0.06	0.47
妇产科	0.35	0.12	3.04	0.00	0.12	0.58
其他	0.07	0.08	0.90	0.37	-0.09	0.23

表 6 -21　　　　　　　平均处方费用——层次回归第二步

变量	系数	标准误	t	P 值	[95% Conf. Interval]	
					下限	上限
性别（参照组：女）						
男	0.01	0.08	0.06	0.95	- 0.15	0.16
年龄（参照组：35 岁及以下）						
36—45 岁	0.05	0.08	0.65	0.52	- 0.11	0.21
46 岁及以上	0.00	0.11	0.04	0.97	- 0.21	0.22
月均收入（参照组：1500 元及以下）						
1501—2000 元	0.06	0.09	0.68	0.50	- 0.12	0.24
2001—2500 元	0.21	0.10	2.14	0.03	0.02	0.40
2501 元及以上	0.12	0.11	1.12	0.27	- 0.09	0.34
职称（参照组：助理医师）						
住院医师	- 0.06	0.18	- 0.33	0.75	- 0.42	0.30
主治医师	- 0.08	0.18	- 0.46	0.65	- 0.44	0.27
副主任医师	- 0.11	0.18	- 0.60	0.55	- 0.47	0.25
主任医师	- 0.24	0.23	- 1.06	0.29	- 0.68	0.21
教育（参照组：高中以下）						
高中	- 0.15	0.32	- 0.48	0.63	- 0.79	0.48
大专	- 0.07	0.32	- 0.21	0.84	- 0.70	0.57
大学本科	0.06	0.33	0.17	0.86	- 0.59	0.70
工作负荷（参照组：39 小时及以下）						
40—59 小时	0.09	0.14	0.63	0.53	- 0.18	0.35
60 小时及以上	0.14	0.15	0.94	0.35	- 0.16	0.44
科室（参照组：门诊内科）						
门诊外科	0.17	0.14	1.20	0.23	- 0.11	0.46
住院内科	0.25	0.14	1.79	0.08	- 0.03	0.53
妇产科	0.37	0.12	3.17	0.00	0.14	0.60
其他	0.10	0.08	1.22	0.23	- 0.06	0.27
透明干预	0.04	0.06	0.74	0.46	- 0.07	0.16
觉察压力	0.00	0.00	1.03	0.30	0.00	0.01

表 6 – 22 平均处方费用——层次回归第三步

变量	系数	标准误	t	P 值	[95% Conf. Interval]	
					下限	上限
性别（参照组：女）						
男	0.00	0.08	0.01	0.99	– 0.15	0.15
年龄（参照组：35 岁及以下）						
36—45 岁	0.05	0.08	0.60	0.55	– 0.11	0.21
46 岁及以上	0.00	0.11	0.01	0.99	– 0.21	0.21
月均收入（参照组：1500 元及以下）						
1501—2000 元	0.06	0.09	0.62	0.54	– 0.12	0.24
2001—2500 元	0.20	0.10	2.02	0.05	0.00	0.40
2501 元及以上	0.13	0.11	1.14	0.26	– 0.09	0.35
职称（参照组：助理医师）						
住院医师	– 0.04	0.19	– 0.20	0.84	– 0.40	0.33
主治医师	– 0.06	0.18	– 0.34	0.73	– 0.42	0.30
副主任医师	– 0.09	0.19	– 0.48	0.63	– 0.46	0.28
主任医师	– 0.22	0.23	– 0.98	0.33	– 0.67	0.23
教育（参照组：高中以下）						
高中	– 0.16	0.32	– 0.49	0.63	– 0.79	0.48
大专	– 0.06	0.32	– 0.20	0.84	– 0.70	0.57
大学本科	0.06	0.33	0.17	0.86	– 0.59	0.70
工作负荷（参照组：39 小时及以下）						
40—59 小时	0.08	0.14	0.58	0.56	– 0.19	0.35
60 小时及以上	0.13	0.15	0.86	0.39	– 0.17	0.43
科室（参照组：门诊内科）						
门诊外科	0.18	0.14	1.23	0.22	– 0.11	0.46
住院内科	0.25	0.14	1.80	0.07	– 0.02	0.53
妇产科	0.37	0.12	3.18	0.00	0.14	0.61
其他	0.10	0.08	1.24	0.22	– 0.06	0.27
透明干预	0.05	0.06	0.78	0.43	– 0.07	0.17
觉察压力	0.00	0.00	0.85	0.40	0.00	0.01
透明干预×觉察压力	– 0.01	0.01	– 0.72	0.47	– 0.02	0.01

　　本章研究表明，透明公开作用机制中，医生透明觉察压力高低并没有显著地影响到医生处方行为。实证结果不支持处方质量信息透明能改善医生处方行为，不支持觉察压力是透明公开下处方行为改变的调节效应变量。透明公开在基层医疗机构条件还不成熟，下文将重点围绕透明干预措施（或机制）的局限性和优化策略展开探讨。

第七章 医生觉察压力与行为
机制的定性分析

第一节 医生关于处方质量信息
透明的访谈分析

一 研究方法

本章节采用质性研究方法，旨在深入了解医生对于透明处方信息公开的认知、态度和行为应对方式，深入剖析和了解机制未能达到期望效果的原因。

质性研究是指"以研究者本人作为研究工具，在自然情境下采用多种资料收集方法对社会现象进行整体性探究，使用归纳法分析资料和形成理论，通过与研究对象互动对其行为和意义建构获得解释性理解的一种活动"①。与定量研究相比，质性研究更适合运用于以下情况：对研究者不熟悉的现象进行探索性研究；从微观层面对社会现象进行比较深入、细致的描述和分析，尤其对小样本进行比较深入的个案调查研究，便于了解事物的复杂性；通过归纳方法自下而上地建构理论，对理论有所创新；使用开放方式来收集资料，深入了解和探查利益相关者看待问题的观点。

质性研究的资料收集方法通常有三种：观察、访谈、实物收集。

---

① 陈向明：《质的研究方法与社会科学研究》，教育科学出版社 2000 年版。

其中，访谈就是研究者"寻访""访问"被研究者，并且与其进行"交谈""交流"和"询问"的一种交互活动。"访谈"是一种研究性交谈，是研究者通过口头谈话的方式从被研究者那里收集第一手资料的研究方法。本研究采用访谈法收集资料，然后对这些资料进行分析，最后通过特定的分析主题进行编码，并试图找出各个主题之间的关系，从而探索透明作用机制局限的原因。

二　受访者的选取

本研究对干预组中的 20 位骨干医生进行访谈，围绕处方质量信息透明的作用机制，了解目前作用机制中透明信息觉察压力和行为反应的困难、瓶颈及其解决途径。在基层医疗卫生机构，骨干医生承担了整个医疗机构一半以上的业务量，是整个医疗机构正常运营的支柱。他们是透明公开处方质量信息影响最大的一个群体，并且他们的觉察认知情况、行为应对情况直接关系到整个作用机制的效果。

每个医疗机构按照医生业务量进行排名，确定该医疗机构的骨干医生，在具体调查访谈期间，从上往下选择 1—3 名处方医生，如果靠前的医生不在医院内，则往后顺推。最终共计访谈了 20 名医生，其中男性 12 人，女性 8 人；年龄处于 31—65 岁，其中 31—40 岁有 8 人，41—50 岁有 7 人，51—60 岁有 4 人，61 岁及以上有 1 人；医生受教育程度方面，高中 6 人，大专 11 人，本科 3 人；月均收入情况方面，1500 元及以下 6 人，1501—2000 元 13 人，2500 元以上 1 人，接受访谈的对象中收入没有处于 2001—2500 元组别的。

三　研究工具

1. 访谈提纲。访谈者采用结构式访谈提纲，围绕事先设定的数个主题展开。在征得受访者同意后，对整个访谈过程录音。访谈过程中，注意观察访谈对象的情绪变化，并记录谈话内容及被访谈者细微表情变化。对含糊不清的内容，现场或后期及时联系被访谈者询问澄清，访谈时间 30—60 分钟/人。访谈时间相约在访谈对象比较方便的时间，如避开医生接诊高峰期；地点选择安静地方，如办公室、休息室或者会议室。访谈结束后，完整记录所有对话内容，多次聆听访谈录音，并阅读访谈记录，同时回忆访谈的情境，逐词逐句梳理访谈记录。

2. 分析工具。本研究采用计算机辅助质性分析软件 NVivo10.0 作为资料整理、编码和分析的研究工具。NVivo 软件是由澳大利亚 QSR 公司推出的，是当前使用最为频繁的计算机辅助质性分析软件。它是一款功能强大的软件，能对多种资料形式（如文本、图片、影音和视频）进行处理，旨在将定性数据尽可能量化地进行处理。对于需要处理大量各种各样原始资料的质性研究而言，辅助软件 NVivo 的应用可以大大缩短研究周期，帮助研究者在海量的资料中快速有效筛选信息和高效率思考。

四 研究程序

1. 访谈。20 名医生的访谈工作均由两名经严格培训的研究生完成。访谈开始前，访谈人员先对医生介绍自己的情况及访谈意图，并声明研究过程的匿名性和保密性。在征得被访谈医生的同意后对访谈内容进行录音。

2. 转录。访谈录音资料的转录工作也均由两名经严格培训的研究生完成。在整理访谈资料过程中，笔者对每一份访谈文本都进行了编号，"编号"包括三方面的内容：访谈日期、医疗机构、访谈序号，如 20130708 - YN - 01 表示该医生的访谈时间为 2013 年 7 月 8 日，来自 YN 医疗机构，01 表示他是第一位受访者。转录过程要求每一句话都要完全忠实于录音资料，以保证此项研究的可靠性、准确性。录音转录完毕后，共计获得了 20 份访谈文本。

3. 分析。第一步，导入文件资料。笔者首先将 20 份访谈文本认真熟读几遍，对文本内容达到非常熟悉、了然于胸，并形成初步的概念框架。其次，在 NVivo 10.0 中建立一个新的项目，并将 20 份文件导入内部材料中进行统一的资料管理。第二步，对文本材料进行编码。编码是整个质性研究分析过程中最为重要的步骤之一。NVivo 10.0 提供了两种编码思路，采取何种思路取决于研究者所确立的方法论和研究设计。第一种编码思路是"由粗到细",即通过文本搜索等功能先粗略地将材料组织成宽泛的主题,接下来再对每个主题的节点进行深入挖掘分析,进行更为细致的编码。第二种编码思路是"从细处着手",即直接进行细致的编码(根据需要随时随地创建节点),之后再合并关联的节点并将其分组,形成相关的类别。本研究具有明确的探索假设,在提出的作用机制框架上遵循"由粗到细"的原则,从原始资料当中验证理论的方法,因此采取"自上而下"的编码思路。

NVivo 10.0 编码功能强大,其编码方式主要分为两种:自由节点(free code)和树状节点(tree code)。本研究的编码按照轴心式编码、开放式编码和选择式编码的顺序进行。使用 NVivo 10.0 软件具体的分析步骤如下。

(1)在 NVivo 10.0 软件中仔细阅读所有访谈转录资料并进行编码。首先确立出树状节点。编码时如果一段文字涵盖几个节点,则把文字分别标记在不同的节点下。如果不能确定一段文字中所叙述的内容所属的节点应该放在哪个树状节点下,那么暂时把它标记为自由节点,反之则将文字内容标记为某个子节点,然后放在某个树状节点下。

(2)对所有访谈资料编码完成后,利用 NVivo 10.0 软件分类提取某一节点下的所有内容,认真阅读、反复比较。如发现不妥之处,根据节点的内容对节点的名称进行必要的修改。将不同节点的内容进行仔细斟酌,进而对部分节点进行必要的拆分、合并或重组;深入思考树状节点的逻辑性,进而调整部分子节点的位置。

(3)返回访谈对象原始资料中,验证初步结论是否合理,并进行必要的完善和修正,最后得出相应的结论。

(4)为每一个访谈对象创造一个个案并赋予不同的属性角色,就不同被访医生在透明作用机制的觉察压力和处方行为反应上的差异进行分层比较分析。

五　研究结果与讨论

1. 访谈资料整体情况（见表 7 - 1）

表 7 -1　　　　　　　　　　节点层次与材料信息

树状节点	子节点	节点材料来源数 a	参考点数 b	参考点举例
病人选择压力	信息使用	19	41	"能理解吧。但应该不会使用。外面是有排名，但病人也没跟我们交流过。也就是没有听到病人跟我反馈关于这个内容的信息。"
	择医压力	18	22	"我觉得自己病人的数量不会，不会（重复两次）受到这个排名的影响。""我感觉不会直接有影响，但是我会觉得，间接的或多或少会有一点点吧。"
	合计	19	63	
透明考核压力	合计	19	34	"将来应该不会跟相关的奖惩制度联系起来，就说应该是要规范啦，规范这个用药信息。"觉得自己的工资不会受影响
名誉印象压力	同行名誉	18	19	"不太会有影响。""影响不大。""我好像脸皮厚，也不太注重这事。"
	领导印象	18	19	"我觉得没什么影响。""这个我不清楚。""我觉得目前应该问题不大吧。"
	成就满意感	11	15	"这个有没有，对成就感影响不是蛮大。"
	合计	19	53	
质量评价指标认知	合适	17	21	"可以。""应该还是比较合适的。""还是比较合适的。"
	理解	17	18	"不太理解。""这个我不是蛮知道。""不是蛮清楚。""我不知道怎么算的。"
	信息使用	16	17	"利用这些信息啊，没有太大的作用，也没有特意去使用。""目前好像都没有。"
	合计	19	56	

　　注：a 指含有该节点访谈材料来源的数量；b 指所有访谈材料中含有该节点的出处的数量。

总体上，医生对于透明报告的觉察压力持否定态度的居多，也就是大部分的医生不认为有来自用药信息透明的觉察压力（见表 7 - 2）。

表 7 - 2　　　作用机制各个环节的医生觉察压力态度分布

节点	肯定		混合		否定	
	参考点数	百分比（%）	参考点数	百分比（%）	参考点数	百分比（%）
病人选择压力	9	12.68	12	16.90	50	70.42
信息使用	7	14.29	9	18.37	33	67.35
择医压力	2	9.09	3	13.64	17	77.27
透明考核压力	7	14.89	15	31.91	25	53.19
名誉印象压力	33	40.24	11	13.41	38	46.34
同事名誉	7	29.17	3	12.50	14	58.33
领导印象	4	19.05	3	14.29	14	66.67
成就满意感	6	31.58	4	21.05	9	47.37
质量评价指标认知	20	39.22	8	15.69	23	45.10
理解	6	33.33	3	16.67	9	50.00
合适	9	50.00	2	11.11	7	38.89
信息使用	5	33.33	3	20.00	7	46.67

2. 来自患者择医的觉察压力

医生认为病人基本不去看公开的处方质量信息，极少部分看了也不能准确理解。原因是多方面的：患者意识上不关注，知识上不具备。来自患方的公众压力是透明作用机制中的重要一环，但是信息使用者的诸多局限性制约着透明作用机制发挥效果。

绝大多数医生认为用药信息透明公开和排名并不会影响到自己接诊的病人数量。医生认为病人按照习惯和经验，选择自己熟悉的医生看病，而不会因为这个处方质量信息公开就不去原来的医生那里看病。极个别医生认为当排名很差的时候，多多少少会有影响。

具体访谈资料整理如下表 7 - 3。

表 7 - 3 来自患者择医的觉察压力

病人能不能理解，会不会使用	20140708 - GS - 01："能理解吧。但应该不会使用。外面是有排名，但病人也没跟我们交流过。也就是没有听到病人跟我反馈关于这个内容的信息。"
	20140708 - GS - 02："我觉得下面的病人可能根本就没有关注到这些信息。因为对于我们医生这也是一个慢慢适应的过程，现在我们才慢慢意识过来，这个原来是对抗生素使用率的监测。但是我觉得病人没有太关注的。说实话，他们不关注这些信息，下面这里肯定是不太理解。病人没有专门跟我提到这个公开信息的。"
	20140708 - GH - 01："病人看的也很少吧，患者他要是看到他肯定会有影响啊，他肯定根据，我觉得他有时候会根据这个来，可能您跟他解释他就又不一样啦。但是如果说我们不解释的话，别人一看可能就，可能就会有误解啦。病人主动找我们问的这个情况比较少。别人看到的什么想法，我就是估计别人多少会有，因为别人不懂，他只会看你这个第几名第几名，几颗星几颗星，他绝对不会看下面的解释，我觉得病人他一般都不会看那么详细，然后可能就会造成误解。"
	20140708 - GH - 02："他们有时候会看的。我觉得他理解。"
	20140708 - HH - 01："这个一般说很少有人用吧，他一般就是找自己经常看的那个医生。因为病人多数是小孩或者是老人。他们都看不懂。看不懂，也没有交流过我们贴出来的这个东西。"
	20140708 - HH - 02："年轻的可能会，他就是什么都要注意，公开的都要注意。但是老年人可能达不到那种程度，他也不懂。因为现在社会知识水平的提高，只要是年轻人可能会接受。"
	20140708 - JY - 01："有的病人可能会注意一下，但是我觉得病人可能不是很注意这个事情。我估计病人看得懂公开信息，那些指标也蛮简单啊。但是病人都有个习惯，他们基本不看贴出来的信息。因为看到这个公开信息跟我讨论抗生素注射剂的使用或者处方费用，是有的，但是非常少的。"

续表

病人能不能理解，会不会使用	20140709 - LX - 01："好像病人现在不会用。病人对这个反映不大，有的病人看一下，有的病人看了之后，他相信这个医生还是找这个医生，心里想哪个医生还是找哪个医生，就是他对这个情况不是十分在意。"
	20140709 - LX - 02："病人不能理解，也不会使用我们公开的这些信息。"
	20140709 - LW - 01："我觉得病人不能完全理解。我觉得有一部分病人会用这些信息。理解的也不是素质蛮高，就是似懂非懂。也不是完全了解这些东西。大部分碰到的是不会使用的，我还没有碰到哪个会使用的，主要是文化素质太低可能会影响很大。"
	20140709 - LW - 02："病人一般不能理解。那他也不会使用这些信息。我也没听到过病人反馈过这方面的内容。"
	20140709 - XK - 01："不看，看了也不懂，公开信息的内容具体都是啥啊，他们是不懂的。他们一般都找自己熟悉的医生看的。"
	20140709 - YY - 01："理解不理解意义不大，因为这个东西，自从去年公开之后啊，搞了好多次，包括我们这里啊还有好多公开单子。每个月都有，有些病人也会看，但是他看也看不懂，病人来医院他都是身体不舒服了，他心里都比较急迫，哪有空闲时间去看这个东西啊。你这处方量啊，抗生素使用率啊，好多人不懂这个东西。"
	20140709 - YY - 02："病人不懂。他看过后也从来没给我们反馈什么意见。他不关心这个。也有可能指标本身专业性太强，就是很难理解。"
	20140709 - YY - 03："病人应该不怎么能够理解。有的病人看，有的病人不看，大多数是不看的。"
	20140710 - YN - 01："一般情况下是会的，还有一部分是不能理解的。主要是关注的人还是不多，只是说你认为理解的话，肯定还是有人理解的。但知识文化水平有限，素质比较低。"
	20140710 - YN - 02："多数不会。病人对这方面知识了解不多，他们主要看疗效，效果是否好。他一般不会注意公开处方信息的。我们没听到过患者反映对公开的信息存在疑问。"

续表

病人能不能理解，会不会使用	20140710 - ZK - 01："病人一般都不知道啊。他没有看外面的信息啊。没有反馈。"
	20140710 - ZK - 02："主要原因就是他的素质问题啊。还有一个就是病人对这个指标信息也不太懂。看不懂，你们这个健康教育应该有一个配套。这个偶尔有，很少，一百个人看病就一两个人。"
信息公开导致的病人择医的影响	20140708 - GS - 02："信息公开后病人数量就没有什么影响。因为不管排名情况如何，我们自己使用抗生素，我个人感觉还是比较合理的，不像其他地方可能会很严重。我们该用的时候还是用，不该用的就不用，不会因为这个排名情况来影响到我们自己实际用药。反正我就是这样在做。不需要用的时候，我就会跟病人好好地解释啦。适当地做一些宣教吧。"
	20140708 - GS - 01："病人数量不会受到影响。"
	20140708 - GH - 01："病人数量会不会受到公开的信息和排名的影响的问题，我感觉不会说直接有影响，但是我会觉得，间接的或多或少会有一点点吧。不可能完全不影响的，我觉得会。"
	20140708 - GH - 02："我觉得自己病人的数量不会，不会（重复两次）受到这个排名的影响。"
	20140708 - HH - 01："公开的信息还有排名的影响，应该说没有什么影响，没有多大影响，主要可能就是患者看不懂，或者不用。"
	20140708 - HH - 02："病人不会受到我们公开信息的影响，就没有什么影响，几乎是没有影响。因为病人只关心自己（治愈情况）。"
	20140708 - JY - 01："自己病人的数量会不会受到我们公开的排名信息的影响。不会，应该不会，如果说太靠后的话可能有影响，只不过以我来说的话，只要我用心了不可能靠到最后，毕竟受过正规教育，只要稍微用心了，处方怎么可能（排最后）呢。"
	20140709 - LX - 01："没有影响，因为我们长期以来病人大致都是相信你的。我估计，患者对那个肯定不在意，心里想哪个医生还是找哪个医生。"
	20140709 - LX - 02："他那个来看病一般也是根据习惯于哪个医生看，找哪个医生。我觉得自己病人数量不会受我们这个公开影响啊。因为有时候病人他不需要这个，他根据他的自己经验呢，他找哪个医师嘛，他自己经验嘛。"

续表

信息公开导致的病人择医的影响	20140709 - YY - 02："用药信息和排名对病人的数量的影响好像没有。这个药品排名公布了这么多月了，病人量也好，病人的议论情况也好，和没有公布以前都没有蛮大的区别。"

医生这样的感受与国际上的趋势基本是一致的。在美国，59%的被调查者反映网络上的医生排名信息某种程度上重要（somewhat important）［40%；95% 置信区间（36%—44%）］或非常重要（very important）［19%；95% 置信区间（16%—23%）］。当选择某个医生时，在那些检索网上医生排名信息的公众当中，只有35%［95% 置信区间（28%—43%）］的人根据其信息来选择个好医生，37%［95% 置信区间（29%—45%）］的人会根据此信息来避免那些排名靠后的医生。[1] 英国伦敦 2012 年开展的某项研究则显示，15% 的公众知道了解医生排名信息，但仅有 3% 的公众曾经使用过这些信息。[2] 德国 2013 的一项研究则表明 32% 的人关注这些信息，而只有 25% 的人会使用。[3]

对医生教育、年龄和收入特征的进一步分层分析。无论医生的教育背景如何，持否定看法的医生都占了多数。无论出于哪个年龄组别的医生，对于来自患者的择医压力持否定看法的都占了大多数（除了 60 岁以上群体，因为属于返聘人员，情况比较特殊）。收入处于 2000 元以下的医生多数不觉得有来自患者基于透明用药信息的择医压力（具体情况如表 7 - 4）。

---

[1] Hanauer D A, Zheng K, Singer D C, et al., Public awareness, perception, and use of online physician rating sites, *The Journal of the American Medical Association*, 2014, 311 (7): 734 - 735.

[2] Galizzi M. M., et al., "Who is more likely to use doctor - rating websites, and why? A cross - sectional study in London", *BMJ Open*, Vol. 2, No. 6, 2012, p. e001493.

[3] Emmert M., et al., "Physician choice making and characteristics associated with using physician - rating websites: cross - sectional study", *Journal of Medical Internetional Research*, Vol. 15, No. 8, 2013, p. e187.

表7-4　　不同医生特征分层下对于来自患者压力的态度分布

特征变量	觉察压力态度（%）		
	肯定	混合	否定
教育＝高中	10.65	13.02	76.33
教育＝大专	18.08	29.52	52.40
教育＝本科	7.69	17.58	74.73
年龄组＝31—40岁	18.42	27.30	54.28
年龄组＝41—50岁	7.33	23.33	69.33
年龄组＝51—60岁	0	0	100
年龄组＝61岁及以上	63.64	0	36.36
收入组别＝1500元及以下	11.48	18.03	70.49
收入组别＝1501—2000元	14.26	22.77	62.98
收入组别＝2501元及以上	0	0	0

3. 透明公开信息的考核压力

目前透明公开的医生处方质量情况对个人收入、职称晋升等都没有影响，有些人觉得以后会有，但是也认为其影响不大。在当前的实施过程中，由于支付者（如医疗保险、患者本人）、管理者（如监管机构、医院领导）都没有结合透明公开的信息开展相关工作，来自透明公开考核的压力非常有限。具体访谈记录梳理如表7-5。

表7-5　　　　　　　　　　透明公开信息的考核压力

透明公开信息的考核压力	20140708-GS-01："他不会用这个比如说几颗星几颗星来考核工作。没有，没有。开会说也不会提多少个星的事情。现在是没有，我也不考虑以后会不会联系起来。"
	20140708-GS-02："医院里好像没有制定相关绩效考核跟用药信息公开排名相挂钩。我觉得以后应该是会有的。工资受到的影响应该还好，因为我们现在也实行绩效工资，但是这个用药不是直接会影响工资的，比如那些奖金制度等等。"

续表

	20140708 - GH - 01："目前我们医院没有利用咱们这个公开的指标或排名来考核工作，但是我不知道他们会不会。这个我考虑不了，因为这个是领导考虑的问题，我觉得，你说呢？对不对啊，这个都是领导来拿决定权的。"
	20140708 - HH - 01："公开的东西一旦和奖金挂钩，对这个工资没有多大影响；加也加不了多少，扣也扣不了太多。"
	20140708 - HH - 02："我们领导多不知道，他们没人关心。医院只管效益，他的人员保证奖金，他们一万块钱，我们两三千块钱，不关心这个问题，他们只管效益越多越好。"
透明公开信息的考核压力	20140709 - LX - 01："考核工作，这个没有，但是要求比较严格。没有把这个公开排名跟你的奖金或者这个方面挂钩。这个……领导的意思我们很难的……但是我们也不在乎这个情况，有时候，因为有些病啊，不是完全靠这个来搞，说不定今天来的几个病人都是要使用抗生素的，但是都集中到你一个人头上，对你的排名就有影响了，是不是。这个我们也没有多少奖金，奖金也没有多少，所以说影响不大。"
	20140709 - LW - 02："将来会不会跟相关的奖惩制度联系起来，应该不会，就说应该是要规范啦，规范这个用药信息。觉得自己的工资不会受影响。"
	20140709 - XK - 01："没有，将来可能会有，但工资不会受到影响。将来如果是上面给行政方面的压力，可能就会联系起来。潜江市卫生局发个文，医生的业务收入跟这个挂钩的话，就会有联系了。上面有规定，院办通过什么条款啊，作为奖惩措施的啊，肯定是有关的。"
	20140709 - YY - 01："按照我的认识，应该是不会的。如果会的话，我们医生，如果需要用抗生素的话，我不敢用，用了之后我的经济收入淡化多了，是不是啊？按照我们的意见是，最好是不要运用，因为你运用了之后，好多病人他需要用抗生素的，我们不用了，因为我们用了之后它影响到收入了。这个东西最好是不要通过抗生素的应用来作为考核的指标或者是奖惩的一个制度，最好不要用。简单的来说，有两个医生，来了个病人需要用抗生素，都不给他看，都推（诿）他，因为给病看了影响我收入，其实会产生蛮多弊端。"

透明公开信息的考核压力	20140710 - ZK - 02："我不知道目前有没有相应的奖金或处罚跟这些用药指标联系起来，好像没有，就主要是强调。"

对医生教育、年龄和收入特征的进一步分层分析。不同教育程度的医生大多数不认为有来自透明公开带来的考核压力；各年龄段的医生大多数不认为有来自透明公开带来的考核压力；收入处于中间位置的医生尤其有一部分人对于透明考核的压力不确定（具体情况如表 7 - 6 所示）。

表 7 - 6 　　　　　不同医生特征分层下对于信息公开

考核觉察压力的态度分布

特征变量	觉察压力态度（%）		
	肯定	混合	否定
教育 = 高中	16.25	38.66	45.10
教育 = 大专	13.61	26.85	59.54
教育 = 本科	3.91	45.57	50.52
年龄组 = 31—40 岁	5.40	55.34	39.27
年龄组 = 41—50 岁	22.92	10.94	66.15
年龄组 = 51—60 岁	20.98	9.51	69.51
年龄组 = 61 岁及以上	0	57.99	42.01
收入组别 = 1500 元及以下	28.37	0	71.63
收入组别 = 1501—2000 元	9.16	42.75	48.09
收入组别 = 2501 元及以上	0	0	0

4. 形象名誉和领导印象的相应压力

绝大多数医生觉得同事互相之间名誉没有影响。极少数医生认为公开和排名对名誉会带来点影响。访谈中有四名医生提到，名誉影响、领导印象影响还是有的。但表达中暗含一个前提就是，上面（领导）要重视（具体材料梳理见表 7 - 7）。

表 7 - 7　　　　　　　透明公开形象名誉和领导印象的相应压力

形象名誉	绝大多数医生觉得同事互相之间名誉没有影响。类似表达包括"不太会有影响""影响不大""不清楚，对我没有多大影响""现在不会有多大的影响""我好像脸皮厚，也不太注重这事"，等等
	20140708 - JY - 01："应该不会影响。如果垫底肯定不好啊。如果垫底一次肯定有别的原因，但是长期垫底肯定不行啊。"
	20140708 - HH - 02："有一点，有一点。毕竟是在排名呢，毕竟是不能不想着这个，而且吧，这个排名的话，其实主要是对自己的处方应该说还是有改善的。"
领导印象	绝大多数被访谈者认为"应该不会"。类似表达如"我觉得没什么影响""这个我不清楚""我觉得目前应该问题不大吧""那倒无所谓，反正我老老实实做事嘛""领导也不是会特别关注吧"
	个别医生判断，领导肯定不会因这个而影响对自己的印象。20140709 - YY - 01："应该不会，因为领导也是通情达理的，随怎么排，总有人排在最后一个，他也是考虑到你是搞外科的，抗生素的用量肯定比一般医生要多些，这个都会考虑到。"
	20140710 - ZK - 02："这个透明公开应该，实话实说，对领导印象的影响应该不太大，有一点，但是不太大。"
	20140709 - LX - 02："领导上面追究的话，可能就有影响，如果上面不追究的话，就没有影响。"
	20140708 - GH - 02："我本人也没考虑这些，因为我是退休这种心理，就没有。我觉得应该是在职职工可能会比较在意一点。"
	20140709 - XK - 01："有可能会，因为这个事情也并没有在会上公开点名说过什么，我们也不知道领导他们怎么思考这个问题的。"

　　对医生教育、年龄和收入特征的进一步分层分析。大专教育学历的医生明显比高中、本科学历的医生更感到透明公开信息在荣誉、社会形象方面带来的压力。不同年龄阶段对于这种感受是有差异的，年龄在51—60 岁的医生感受强烈。收入高的医生对透明公开的关注和觉察压力也比其他医生高（具体情况如表 7 - 8 所示）。

表7－8 不同教育程度的医生对于荣誉、社会形象觉察压力的态度

特征变量	觉察压力态度（%）		
	肯定	混合	否定
教育＝高中	38. 47	6. 03	55. 50
教育＝大专	69. 21	8. 79	22. 00
教育＝本科	20. 73	11. 28	67. 99
年龄组＝31—40 岁	46. 45	8. 96	44. 59
年龄组＝41—50 岁	45. 71	9. 75	44. 53
年龄组＝51—60 岁	75. 12	6. 28	18. 60
年龄组＝61 岁以上	58. 05	0	41. 95
收入组别＝1500 元及以下	39. 05	7. 04	53. 91
收入组别＝1501 – 2000 元	56. 28	8. 47	35. 25
收入组别＝2501 元及以上	0	0	0

5. 评价指标的合适性

从与医生的访谈中了解到，大部分医生能够理解公开指标的含义，但是还有部分医生并不清楚处方质量指标到底是什么意思。医生们对于处方质量指标合适性的评价认可不是很充分，认为疾病病种情况、疾病严重程度等都是需要综合考虑的因素，而目前的处方质量指标并没有体现出来。目前的监测指标也得到一部分医生的肯定，认为通过透明公开的方式起到了督促和警醒的作用。认为处方用药信息公开能够促进自己处方质量改善的医生，皆是能够理解指标，对指标评价合适性表示肯定的医生。

表7－9 医生对于质量公开指标的认知判断

理解性	有部分医生不理解公开指标含义，表达"三个指标都不知道""不太理解""这个我不是蛮知道""不是蛮清楚""我不知道怎么算的"等的回答很多，甚至有医生明确提到"抗生素处方率，这个东西我一直就存在一个疑问"
	比较多的医生还是能够理解，表达"能理解""应该是明白的""能理解，你可能是处方率，抗生素越多，你的率就越高嘛""我觉得没有什么不可以"，但是一问到具体指标是怎么计算的，部分医生不能准确回答

续表

合适性	医生对于指标的合适性出现意见分歧，综合信息摘录分析和参考点占比（43.14%肯定，35.75%否定），总体上，认为用药质量评价指标合适与不合适的医生数量差别不大
	半数医生认为合适，所选指标的合适性"可以""应该还是比较合适的""还是比较合适的""应该是的吧，你们是抓了这些，基本上就是这些"
	个别医生甚至推崇这样的处方率指标。在这样的指标公开监测之下，起到很好的督促提示作用。20140708-GH-02认为："比较合适，因为啥，像我有时候稍微手松一点就会开多一些啦，是不是啊。所以像这样我就会考虑一下，尽量合理地调整一下，我就会适当的调整。"
	半数认为不够合适。医生认为用药质量评价指标可能不合适，跟病种是非常有关系的。"不是蛮合适，科室不同喽，就是一个科室的医生看的疾病也不一样。"
	20140708-JY-01："合理用药水平啊，我觉得不应该单纯是这几个指标。要根据这个病情啊。处方质量当然不能只看抗生素啊，如果没有抗生素也不能说明这处方质量非常好。"
	20140709-LX-01："特别是费用不是合适，因为某些，像我们有个慢性病，这个费用是特别高的，有一个慢性病补偿，每个人一个月有700多块钱。"
	20140709-YY-01："这些指标有利也有弊。如果你是按照门诊平均费用来看，如果说这个病人这个月处方费用偏高一点，当然咯，他药偏多一些。像我们搞外科的，我的抗生素的用量肯定多一些。科室之间的区别还是挺大的。"
信息使用	大部分医生并没有关注和使用这样的信息来衡量自己的实际用药水平。极少部分医生会考虑和参考透明的用药信息。
	大多数医生表示"没有用""现在还没有使用""利用这些信息啊，没有太大的作用，也没有特意去使用""目前好像都没有""还没有形成这种习惯"
	部分医生说，自己就是在每次发下来的时候随便看看。"基本上没有，就是看看。""我们就自己看啊。""但是我们可能有时候会在一起讨论一下。""主要通过发下来的看，对照着看一下。""假如说处方率偏高，自己能控制的就控制一下，应该是这样的啦，对不对。"

续表

信息使用	20140709 – LX – 01："我们看到之后会考虑这个问题，但还是以病人需要为主，我跟你讲，因为每天来几个需要使用抗生素的，你就根本没办法避免了。"
	个别医生反映公开的指标质量对于监测和督促行为起到一定作用。20140709 – LX – 02："有一定的促进作用。"20140709 – YY – 02："我们看了以后，尽量地争取星多一点。""就是尽量（自己）争取星多一点，也就是说，根据这个会知道自己排名的一个情况，然后会有一个向上的努力。"

对医生教育、年龄和收入特征的进一步分层分析。总体上，医生对于目前用药信息公开指标合适性的态度没有明显倾向。只有高中教育经历的医生对于用药透明指标的态度多倾向于否定。不同年龄阶段的医生对于用药透明指标的态度未见明显的规律性。年龄在50岁以下的医生对于用药透明指标的态度看似不是很支持。收入高的医生看似比其他医生更肯定目前用药透明的指标（具体情况如表7 – 10表示）。

表7 – 10　　不同医生特征分层下对于用药透明指标的态度分布

特征变量	指标态度（%）		
	肯定	混合	否定
教育 = 高中	25.10	0	74.90
教育 = 大专	36.46	34.61	28.92
教育 = 本科	31.70	30.84	37.46
年龄组 = 31—40 岁	26.68	23.71	49.61
年龄组 = 41—50 岁	16.49	26.14	57.37
年龄组 = 51—60 岁	69.52	25.71	4.76
年龄组 = 61 岁及以上	100	0	0
收入组别 = 1500 元及以下	28.86	20.57	50.57
收入组别 = 1501—2000 元	42.08	33.17	24.75
收入组别 = 2501 元及以上	0	0	0

第二节 典型医生对信息透明的
态度和应对策略分析

重点分析医疗机构中的骨干医生（那些最需要改善处方行为的医生）在用药信息透明监管之下的态度、应对策略。

一 典型案例一：访谈编号 20140708 - GS - 01

1. 基本情况

该医生性别男，年龄 49 岁，工作年限 30 年，受教育程度大专，职称主治医师，主要工作科室是门诊内科，平均月收入 2000 元，平均每周门诊工作 45 小时。

2. 公开排名觉察压力

（1）坚定认为没有公开排名压力

认为透明公开排名在同事之间没有影响。排名靠后时也不会影响领导对自己的印象。即使在用药质量排名只有一颗星时，也不存在压力。排名靠前也没有荣誉感，没有成就感，这个成就感跟排名第几位，得到"几颗星"没多大关系。

（2）认为目前用药评价指标和排名不够科学

他认为这样的排序不太真实，跟现实情况有差距，即不能反映实际用药合理性情况。他曾跟信息科的人员反映，在排队时应该考虑把他放在内科科室，这样用药的合理性才好些。他不止一次提出要求，不要把他"排在中医科里面。排在内科里边相应的抗生素使用得就比较多了"。他认为"（应该）排在内科，因为大家用得抗生素都比较多，而排在中医科，那大家就用得少了"。

3. 应对策略："不是因公开而改变行为"

他也会想办法去改变自己的用药行为，但这种改变不是出于对排名公开的考虑。他不知道别人怎么考虑，他只知道自己是怎么考虑的，就这些"几颗星几颗星"（指目前实施的透明公开和排名）

不能反映实际用药质量。看工作量，看的病人多，那用的抗生素当然就多啦。"他知道自己开的药多，认为原因是自己接诊的病人多，"如果医生没几个病人，没开几张处方，那抗生素当然就少了"。

4. 案例分析

该医生不认同也不接受透明排名指标，对排名公开指标的科学性有质疑。在实际公开过程中，科室不同会影响到排名质量。这提示我们不同疾病组的风险调整很重要。另外，实际使用的公开指标能不能很好反映用药质量的问题也很重要。医生如果认为指标不能反映实际情况，很可能就不会认可，不认可就不会有刺激行为改变的觉察压力。①

基层医生并没有多少职业荣誉感、职业成就感。对于中国医生来说，或许来自生活的压力、经济压力才一直是重要的关注和压力来源。长期以来，中国医生的待遇堪忧，发展受限。② 在这样的环境之中，很难要求医生去追求同行名誉、追求社会公众形象。

对于当前的用药信息公开和排名，并没有让排名低位的医生产生促进行为改变的觉察压力。他们清楚目前的评价排名有其明显的局限性。自己看的病人数量多，疾病组成复杂等并没有被纳入当前的评价系统中。行为改变的压力更多的是来自医院的管理考核。目前医院抗生素管理、大输液管理趋严，和其本身使用带来的风险，该医生都已注意并尝试改变。排名公开对于这种改变行为的推动或者说"催化"作用，并不被其认可。

5. 结论

基层医生的现实工作环境使他们并不会过多考虑用药质量公开排名的名誉感、社会形象等。排名公开的指标的被接受和认同很重

① Sherman K. L., et al., "Surgeons' perceptions of public reporting of hospital and individual surgeon quality", *Medical Care*, Vol. 51, No. 12, 2013, pp. 1069 - 1075.

② Yang L., et al., "Multifactor analysis on the income of primary health care institutions implementing EMS in Hubei province, China: A cross - sectional study", *Journal of Health Management*, Vol. 14, No. 3, 2012, pp. 259 - 268.

要，否则医生并不关注，就不会产生行为改变的觉察压力。透明公开本身对于基层医生的刺激压力很有限。

二　典型案例二：访谈编号 20140709 - YY - 01

1. 基本情况

该医生性别男，37 岁，工作年限 13 年，受教育程度本科，职称主治医师，主要工作科室门诊内科，平均月收入 1500 元，平均每周门诊工作 64 小时。

2. 透明公开认知

（1）客观看待评价指标

该医生认为目前的质量公开评价指标有利也有弊。他说："如果医生是按照门诊平均费用来看，如果说（病人的）这个月处方费用偏高一点，当然咯，他药偏多一些。像他们搞外科的，他们的抗生素的用量肯定多一些。""因为从这个，比如门诊处方费用来说，有利的，你这个医生处方量排前啦，费用比较高啦，就表示你开大处方，那有压力，这是对你的一个监督作用。弊的，有些医生处方开得少的，这个也不行啊，就看了这么几个病人，就感觉这个医生不行啦，病人都没看几个。"

"你如果说拿这个东西来考核我们的绩效工资的话，拿这个来奖励或者是惩罚的话，那我们好多医生，真正需要抗生素的病人我们都不得开，开的话对我的经济有损害，怎么开呢？"该医生感觉拿用药指标进行绩效考核是很不合理的。

（2）带来的荣誉感

"嗯，精神奖励。排名靠前的，院长在开会的时候提到，那就更加满足一点。"

他认为排在最后的医生，除对其收入产生影响外，对其名誉也会产生影响。

3. 应对策略——"尽量改变，但感到无奈"

"这个排名公开或者说考核，是无奈的。"

该医生他排名比较靠后时，尽量地采取了措施去改变自己的处方行为。第一是努力减少抗生素的用量，第二是降低输液抗生素的频率。如果这个病人打了两天针之后病情稳定，他会建议病人自己注意喝水，休息调节。

该医生的科室门口外面挂的是外科诊断室和全科诊断室，有些外科病人来了，他必须要上抗生素。现在用星级来对他进行"打击"（评价），衡量他的绩效工资或者考核，以星级或者抗生素使用的多少作为评级依据的话，他认为这个不好。他说自己尽力在改变，但是最终对于公开质量结果的改变总是很有限。

4. 案例分析

这是另外一个典型案例，排名公开会造成压力影响，这些影响有利有弊。对医生而言，公开排名对其的影响就不可避免，毕竟领导在看，同事们在看，而一部分具有相当知识水平的邻里乡亲也会看看。公开排名本身让医生知道自己处于什么质量水平，这对于努力想提升医疗服务质量的医生来说是很重要的，因为知道自己处于什么位置，明确有多大改善空间是质量改善的前提。在国际上，通过质量评价找到不同医疗机构、医疗服务之间的质量差距，往往是质量改善前的重要一步。①②③ 正如本案例中医生所说，如果他的排名到后面去了，说明他的平均费用比同行们高了，所以要警惕，要分析背后的原因，采取相应的措施。

排名本身对于荣誉感强的人来说确实是很有影响的。其实从收入来说，大家的水平都差不多，若自己老是排在别人之后，怎么说都是个"不好看"的事情，而这个作用点，正是透明作用的觉察压

---

① van den Berg M. J. , et al. , "The Dutch health care performance report: seven years of health care performance assessment in the Netherlands", *Health Policy Research and Systems*, 2014, Vol. 12, No. 1, p. 1.

② Toussaint J. , Shortell S. , Mannon M. , "Improving the value of healthcare delivery using publicly available performance data in Wisconsin and California", *Healthcare*, Vol. 2, No. 2, 2014, pp. 85 - 89.

③ Dahlke A. R. , et al. , "Evaluation of initial participation in public reporting of American college of surgeons NSQIP surgical outcomes on medicare's hospital compare website", *Jounals of the American College of Surgeons*, 2014, Vol. 218, No. 3, pp. 374 - 380.

力机制所在。① 为了维持一个较好的社会公众形象、同行名誉，如此的质量信息公开将会产生让你修正自己行为的觉察压力。但是从行为改变到最终的质量公开结果改善有个过程，当努力了也改变不了结果，觉察压力或者会淡化，抑或更强，取决于环境特征和医生个人特质。当压力加大的时候，在实际用药过程中，不必要的抗生素处方、大输液的处方行为自然就会更加严格。

5. 结论

透明公开会让医生关心和关切名誉、社会公众形象，这些因素会产生相应觉察压力，从而调整自己的处方行为。领导的关注是一个很重要因素。需要更科学地设计透明、公开的质量指标，使其既科学又敏感地反映医生实际的处方行为。

比较这两位医生的案例，发现异同点如下：两位医生的共同点是在认知上皆认为用药质量评价指标不够科学；由于其接诊的病人比较多且复杂，用药要比其他科室多。态度和应对策略的不同点表现在：在觉察压力的态度上，感觉差异很大；关注和觉察到名誉影响者，明显会更积极采取措施去改善目前的处方行为。

通过以上两个典型案例可以看出，基层医疗机构里的骨干医生对于透明公开的看法因个人特质而异，但环境（领导重视、绩效激励等）起到影响作用。需要更科学地设计用药评价指标，而配套的激励措施也很重要，因为多数骨干医生并不因为公众形象、同行名誉产生刺激压力。骨干医生每天接诊的病人数量较多，如何最大限度地激励他们提高处方质量十分重要。

---

① Frølich A., et al., "A behavioral model of clinician responses to incentives to improve quality", *Health Policy*, Vol. 80, No. 1, 2007, pp. 179–193.

第八章　用药质量信息透明的
障碍分析和优化策略

第一节　用药质量信息透明作用
机制的障碍分析

一　透明公开来自患者的觉察压力非常有限

医生认为病人基本不去看公开的处方质量信息，极少部分看了的也不能准确理解。原因是多方面的：意识上不关注，知识上不具备。透明作用机制里信息使用者的关注和反馈是重要的一环。医生普遍认为目前公开的用药质量信息，并不会被患者关注。患者不关注，自然就不会产生相应的压力了，医生也就失去了行为改变的重要的推动力之一。原因可能来自于以下几个方面：一是基层患者对于公开质量信息的关注意识低，在漫长的一段时间里，他们习惯了听凭医生的安排和治疗，极少从其他渠道去获取医疗信息。二是基层患者的信息健康素养还是比较低，他们对于简单的概念感到陌生，难以理解，比如药品不良反应、抗生素耐药性。三是目前公开的药品处方质量信息虽然重要，但是可能不是患者最为需要的，跟他们的实际需要还有一段距离。公开的质量信息是否确为患者所需，能够有效改善就诊服务，符合现实情况是一个重要考量。① 他

---

① Huckman R. S., Kelley M. A.. "Public reporting, consumerism, and patient empowerment", *The New England Journal of Medicine*, Vol. 369, No. 20, 2013, pp. 1875 – 1877.

们可能更关注及时的治愈效果，关注支出的医疗费用。

　　绝大多数医生认为用药信息透明公开和排名并不会影响到自己接诊的病人数量。从宏观来说，长期以来中国的医疗资源绝大部分都掌握在公立医疗机构，医生和医院的行医环境缺乏足够的市场竞争。微观来说，患者绝大多数按照习惯和经验，选择自己熟悉的医生看病。一方面，经验和就医习惯占据了最重要的位置，以前选择哪位医生现在继续找哪位看病，或者是和哪位医生"关系好"就找哪个看病。由于就诊的患者和医生都是村里、镇上熟悉的人，所以知根知底，选择哪个医生看病并不会以用药质量信息为主。另一方面，在基层医疗机构就诊，受制于医疗资源的局限，其实供患者选择的医生不多。一个门诊内科估计也只有2—3名医生，有时候甚至只有一位医生在院内坐门诊，所以就不存在选择的余地。再者，患者择医行为可能受到的影响因素很多，公开质量信息的影响是否能够纳入他们的择医决策中，而且在决策中有多大的作用，对最终行为发生还是有不确定性。[①] 极个别医生认为当自己排名很差的时候，多多少少会影响到自己的病人来源。这种感受的压力会推动医生关注正确用药行为，但是目前来说能有这样意识的医生只占了其中很小部分。

　　二　透明公开信息没有配套考核的压力

　　目前透明公开的质量情况与个人收入都没有影响，有些人觉得以后会有，但是也判定其影响不大。当前透明干预措施中并没有制定任何配套考核奖惩措施，而且透明报告由不具有隶属管辖的第三方进行发布，所以医生相应的考核觉察压力是很有限的。基层医生工资收入仍处于比较低的水平，目前关注，并且会长期关注自己收入状况的影响。当他们普遍认为公开的质量信息并不会对收入造成任何影响时，他们自然不会有公开造成的绩效压力，而是把注意力

---

　　① Schlesinger M., et al., "Complexity, public reporting, and choice of doctors: A look inside the blackest box of consumer behavior", *Medical Care Research And Review*, Vol. 71, No. 5 (Suppl), 2014, pp. 38S – 64S.

放在那些更影响自己绩效的地方。虽然有人也认为透明公开会是个趋势，但是他们也不确定什么时候会与自己收入挂钩，而且毕竟只是少数人有这种想法。有学者对分布于409个初级保健门诊的17个大型医生组织进行糖尿病护理质量的研究，结果是配套外部赞助项目的透明公开报告明显刺激了门诊的护理质量改善。因此要更好地激励医生的临床良好实践，在透明公开开始和持续阶段的奖励显得重要。①

基层医疗机构的管理者不重视用药信息的透明公开，在此认知影响下，大部分医生对用药信息的公开更加不以为然。管理者对用药质量信息透明的认识很不到位，对信息透明公开的目的、内涵和作用缺乏深刻认识，认为医疗服务信息公开仅仅是因为政府政策要求。现场调查发现，较多的基层医院已在门诊大厅设置了新农合报销信息栏、病人选择医师公示栏，内有专家照片，并介绍了专家的姓名、毕业院校以及专业特长等。但是，设置这些信息公开栏、公开医师信息栏的目的皆是应付上级检查。在基层医疗机构，考核的重点仍然是经济效益、发展规模，而用药信息公开的重要性没有从根本上得到足够的重视。

三 同行名誉和社会形象的相应压力缺乏

绝大多数医生觉得透明公开对同事互相之间名誉没有影响。个别医生认为公开和排名对名誉会有点影响。访谈中20名医生中有4名医生提到，名誉影响、领导印象影响还是有的，但暗含一个前提就是"上面（领导）要重视"。中国医生对于自身职业荣誉感正在发生着变化，这种变化与社会经济环境变化、医患关系紧张密切相关。缺乏职业名誉感的医生不会有动力去维持自己的同行名誉、维护自己的社会公众形象，所以在质量公开和排名信息面前不会产生觉察压力，进而不会有相应的处方自律行为。

---

① Smith M. A., et al., "Public reporting helped drive quality improvement in outpatient diabetes care among Wisconsin Physician Groups", *Health Affairs*, Vol. 31, No. 3, 2012, pp. 570 – 577.

马斯洛需求层次理论是行为科学的重要理论之一，由美国心理学家亚伯拉罕·马斯洛于 1943 年在《人类激励理论》论文中所提出。① 在该理论中，他将人类需求像阶梯一样从低到高按层次分为五种，分别是：生理需求、安全需求、社交需求、尊重需求和自我实现需求。核心意义是揭示了人具有不同层次的需求，而且当低层次需求无法满足时，不会去追求上一个层次的需求。② 根据马斯洛需求层次理论，各因素对不同属性的医务人员的影响程度是有差异的。③ 当前绝大多数基层医务人员的工作努力程度具有提高空间，关键在于相关因素能否得到改善。就当前和以后一段时期来说，物质因素是他们最关切的方面，起到支配性作用。有调查指出，90%以上的基层医务人员在工作努力影响因素得到改善后，愿意在工作中付出更大的努力。影响因素排序由高到低为：物质环境、求知与自我发展、荣誉与认可、单位人际环境。④ 非经济因素如职业发展、荣誉与认可虽然也重要，却不是第一需要。

在国外名誉影响的压力是非常大的，因为医生花费了十年甚至更长时间进入医疗行业，而且自己的同行名誉如何，直接影响到收入、晋升等，他们会非常在意，并且会以实际行动去维护自己的名誉。⑤ 中国医生不是不关注，只是他们有更迫切的物质利益需求，而恰恰就在中国的行医环境里，名誉和物质回报是相对割裂的，所以他们短期内更追求物质回报，而不重视同行名誉。

---

① Maslow A. H. , " A theory of human motivation ", *Psychological Review* , Vol. 50 , No. 4 , 1943 , pp. 370 – 396.

② 马志强等：《社区卫生服务人员激励实证研究》，《卫生经济研究》2012 年第 7 期。

③ 陶冠军、张莹、王俊华：《从医院管理者角度谈护士需求及对其激励方式——以马斯洛需求层次理论为依据》，《卫生软科学》2009 年第 6 期。

④ 常捷等：《基层和公共卫生人员工作努力程度影响因素分析》，《中国卫生政策研究》2012 年第 3 期。

⑤ Sherman K. L. , et al. , " Surgeons' perceptions of public reporting of hospital and individual surgeon quality", *Medical Care* , Vol. 51 , No. 12 , 2013 , pp. 1069 – 1075.

第二节　透明作用机制的优化策略探讨

透明作用机制的核心是服务提供方感到由透明公开带来的来自各个方面的觉察压力，从而调整自身临床实践行为。[①] 在高度复杂的临床专业实践领域，监管者通过提供质量信息、既定规范中清晰界定的行为要求，使之可以被公众监督和比较，从而促使医生关注"正确"行为，组织和控制自己的临床实践。[②] 高费用支出的美国医疗保健并没有产生高质量的医疗服务。对于医疗服务低质量的担忧，促成了两大主流的政策反应：一是监管，由上至下的方式；二是透明公开，由下至上的方式，而且在美国 CMS 的推动下，无论是医生、医院和护理院的质量透明公开正在以前所未有的力量推行。[③]

公开报告本身并不是直接产生作用的。首先，病人通过公开的质量去甄别和选择高质量的医生，最终低质量的医生面临着失去市场的压力而被迫改善自己的服务质量。其次，出于对职业荣誉、专业名誉的维护压力，即为"名和羞"（name and shame），从而促进提供者改善质量。还有对于那些本身的目的和任务都是提高质量的人来说，时时有追求更高医疗质量的压力，而公开报告使得他们更好地了解自己哪些方面可以改善，更了解自己身上的不足，并且把握机会改善质量。要设计和实施好这个透明公开政策会有许多挑

---

① Frølich A., et al., "A behavioral model of clinician responses to incentives to improve quality", Health Policy, Vol. 80, No. 1, 2007, pp. 179 - 193.

② Mcgivern G., Fischer MD., "Reactivity and reactions to regulatory transparency in medicine, psychotherapy and counselling", *Social Science & Medicine*, Vol. 74, No. 3, 2012, pp. 289 - 296.

③ Mukamel D. B., Haeder S. F., Weimer DL., "Top - down and bottom - up approaches to health care quality: the impacts of regulation and report cards", *Annual Review of Public Health*, No. 35, 2014, pp. 477 - 497.

战。① 围绕这作用机制的三个核心，下面将从设计科学严谨的用药信息透明公开政策、培育用药信息使用方的关注和使用力量、强化刺激服务提供者对于公开数据的反应三大方面对作用机制的优化策略展开探讨。

一　设计科学严谨的用药信息透明公开政策

1. 适应当地的宏观与微观环境

透明公开需要一个相对竞争的外部和内部环境。② 外部环境，例如不同医疗机构之间通过服务质量、价格等对患者资源的争夺。内部环境，比如医疗机构的医务人员之间需要竞争来提高报酬，获得晋升的机会等。研究者通过收集 1995—2004 年美国宾夕法尼亚州所有医院的资料，分析网上医院报告卡的竞争性和影响。1998 年开始实施"冠状动脉搭桥质量项目"（Coronary Artery Bypass Graft Programs），在网上发布质量报告。结果表明，实施公开报告卡之后，在市场竞争较激烈的医院对每个患者动用更多的医疗资源，病情严重的病人死亡率更低。③ 所以，医疗质量的信息发布会给服务提供者一个重要的刺激去改善服务，这种刺激在更具有竞争性的市场上会更大。

当采取质量公开措施提升质量时，医疗保健市场的组织形式，也就是市场竞争的特性，是影响公开报告改善质量的一个重要因素。④ 如何在医疗保健市场增加竞争性是一个重要问题。在中国政府办医疗机构的组织体系下，各个医疗机构各自的服务市场领域是相对垄断的。刺激患者自由流动，增加市场竞争性的办法，一是医

---

① Gallagher M. P. , Krumholz H. M. , "Public reporting of hospital outcomes: a challenging road ahead", *Medical Journal of Australia*, Vol. 194, No. 12, 2011, pp. 658 – 660.

② Marshall MN. , Romano PS. , Davies HTO. , "How do we maximize the impact of the public reporting of quality of care?", *International Journal for Quality in Health Care*, No. 16, 2004, pp. 157 – 163.

③ Chou S. Y. , et al. , "Competition and the impact of online hospital report cards", *Jornal of Health Economics*, No. 34, 2014, pp. 42 – 58.

④ Rodrigues R. , et al. , "The public gets what the public wants: Experiences of public reporting in long – term care in Europe", *Health Policy*, Vol. 116, No. 1, 2014, pp. 84 – 94.

疗保险支付方式的刺激，二是患者真正需要的医疗质量的权威信息引导。[①]

2. 用药质量评价的科学性

关于用药质量透明的评价层面是首先需要考虑的。如果仅是机构层面，可能医生就不会关注；如果仅是医生层面，又可能不被接受甚至引起不必要的排斥。在美国 CMS 官网，有医生、医院、护理院等不同层面的质量信息供用户随时查询和比较。曾经有研究比较了医生对于医院层面和个人层面公开质量数据的看法，80% 接受调查的医生表示支持医院层面的质量发布，但是有53%的医生不支持个人层面的质量发布，这两种状况具有显著性差异（p < 0.01）。认为机构层面公开数据能提高最终质量的占47%，个人层面数据则只占26%，两种认识有差异（p < 0.01）。[②] 医生对于这些公开最主要的担心包括患者对信息的误读、质量指标体系的有效性、样本是否足够。要使质量公开报告更被接受，医生建议对患者进行教育，简化数据呈现，对质量指标进行风险调整，甚至在公开之前接受内部评议。[③] 2006 年，荷兰发布对于医疗保健系统的第一版监测评价工具（the Dutch Health Care Performance Report，DHCPR）。这是一套综合评价卫生保健质量、可及性和可负担性的指标体系，共包含125 个绩效指标，其中以患者为中心的绩效评价指标是重要的特征。[④]

风险调整模型的研制也是需要认真考虑的。鉴于用药服务信息的多层次性、复杂性，如疾病病种影响，病情复杂性的影响等，存

① Ireson C. I. , et al. , "Outcome report cards: a necessity in the health care market", *Archives of Surggery*, Vol. 137, No. 1, 2002, pp. 46 – 51.

② Sherman K. L. , et al. , "Surgeons' perceptions of public reporting of hospital and individual surgeon quality", *Medical Care*, Vol. 51, No. 12, 2013, pp. 1069 – 1075.

③ Sherman K. L. , et al. , "Surgeons' perceptions of public reporting of hospital and individual surgeon quality", *Medical Care*, Vol. 51, No. 12, 2013, pp. 1069 – 1075.

④ van den Berg M. J. , et al. , "The Dutch health care performance report: seven years of health care performance assessment in the Netherlands", *Health Research Policy and Systems*, 2014, Vol. 12, No. 1, p. 1.

　　在大量不能控制的、但对结果产生很大影响的因素。数据统计分析要表明各个机构、医生之间是否存在差异，即使使用同一个标准模式的数据库，但统计学方法不同，结果数据就会大相径庭。设计出标准化的指标体系是非常重要的。[1][2] 应针对不同年龄、疾病、并发症、合并症等服务对象进行数据的权重调整。统计学方法的统一公布应该得到高度重视，并应加强对有关统计工作的人员的培训工作。否则透明公开后容易造成误导，背离信息透明的目的与意义。在公开报告时也可以考虑将测量指标的方法、风险调整计算方法等公开，以使结果更容易比较和解读。[3]

　　风险调整是个重要问题，也是个世界性难题。通过对知情人访谈、问卷调查，以及国家相关政策文件资料收集分析，在欧洲七国实施了关于长期照料质量公开报告。目前质量报告多处于机构水平，评价指标有百分比的，有排名的，还有打钩或打叉的，但只有意大利实现了"case－mix"。[4] 在意大利医院，共收集了 24800 名急性心肌梗死患者的治疗质量评价分析，表明质量改善可能与公开报告相关，但是研究者指出关于死亡率这一指标的解释要特别小心。通过蒙特卡洛模拟算法的研究表示，即使再完美的风险调整方法，同样会有一定的发挥最佳作用的样本量的问题。对于医院报告卡而言，100—300 个案例是一个最好的样本载荷。只有当样本量超过了许多心血管疾病手术年度住院典型的病例数量，医院报告单才会显

　　① Specchia M. L. , et al. , "Peer pressure and public reporting within healthcare setting: improving accountability and health care quality in hospitals", *Igienee Sanita Pubblica*, Vol. 68, No. 6, 2012, pp. 771 –780.

　　② Hearld L. R. , et al. , "Pay－for－Performance and Public Reporting Program Participation and Administrative Challenges Among Small－ and Medium－Sized Physician Practices", *Medical Care Research and Review*, Vol. 71, No. 3, 2014, pp. 299 –312.

　　③ Damberg C. L. , Hyman D. , France J. , "Do Public Reports of Provider Performance Make Their Data and Methods Available and Accessible?", *Medical Care Research Review*, 2014, Vol. 71, No. 5 (Suppl): 81S –96S.

　　④ Rodrigues R. , et al. , "The public gets what the public wants: Experiences of public reporting in long－term care in Europe", *Health Policy*, Vol. 116, No. 1, 2014, pp. 84 –94.

示高的精确度。① 对于监测和改善保健质量，风险调整指标是非常重要的。② 提高和完善公开质量报告中的医生质量的评价，比如采取单病种、单医疗组织或者多医疗组织结合等需要开展更多的相关研究。③

3. 用药质量信息透明的方式

借助互联网平台是医疗质量信息透明公开发展的重要趋势，也是政府和相关监管机构的必然的选择路径。医疗质量信息使用者可以随时随地便捷地获取信息，并且可以进行自己所需要的各种比较。同时，各地卫生行政部门、相关的主管部门之间也通过电子化渠道进行信息资源的传输、共享与整合应用，大大提高了管理效率。在美国，医院、护理院、医生的医疗质量信息都在网络上公开，供公众自由检索和比较。④ 欧洲七国关于长期照料质量的调查显示，网络渠道公开的形式是最受欢迎的方式。⑤ 一项关于网上消费者对医院质量报告的使用频率的研究，通过网络检索、社交媒体的资料收集分析，结果表明消费者在某种程度上都关注到医疗质量报告，并且建议相关质量报告可以考虑在 Google 网页上发布，或者在 Twitter 上发布。⑥ 在我国，百度门户网站，社交媒体如微信、微博等应该是未来质量信息公开的新平台。这些新媒体的信息透明方

① Austin P. C. , Reeves M. J. , "Effect of provider volume on the accuracy of hospital report cards A monte carlo study", *Circulation - Cardiovascular Quality and Outcomes*, Vol. 7, No. 2, 2014, pp. 299 - 305.

② Renzi C. , et al. , "Does public reporting improve the quality of hospital care for acute myocardial infarction? Results from a regional outcome evaluation program in Italy", *International Journal for Quality in Health Care*, Vol. 26, No. 3, 2014, pp. 223 - 230.

③ Smith K. A. , et al. , "Improving the reliability of physician report cards", *Medical Care*, Vol. 51, No. 3, 2013, pp. 266 - 274.

④ Chou S. Y. , et al. , "Competition and the impact of online hospital report cards", Jornal of Health Economics, No. 34, 2014, pp. 42 - 58.

⑤ Rodrigues R. , et al. , "The public gets what the public wants: experiences of public reporting in long - term care in Europe", *Health Policy*, Vol. 116, No. 1, 2014, pp. 84 - 94.

⑥ Huesch M. D. , Currid - Halkett E. , Doctor J. N. , "Public hospital quality report awareness: evidence from National and Californian Internet searches and social media mentions, 2012", *BMJ Open*, Vol. 4, No. 3, 2014, p. e004417.

式，可以大大扩展受众的广度，并且便于及时更新，时效性强。

大众媒体，如电视、广播等在信息传递中发挥着越来越重要的作用。医疗质量信息应充分利用电视新闻产生的广泛社会影响力，扩大医疗服务信息的公众可及性。报纸也是医疗机构人员、社会公众乐于接触的信息披露载体之一，但是由于相关费用高，以及版面的限制，报纸难以大篇幅详细具体报道医院医疗质量信息，由此社会公众也不易于对各医院的医疗服务信息进行动态的比较。

信息栏、公告栏等我们熟知的形式也能成为适宜的信息披露渠道。这些方式最大的特点是让人非常容易接受，尤其对于年龄稍大的公众群体，缺点是成本相对较高，而且受众局限。目前《医院院务公开》及《医疗卫生机构信息公开办法》等有关政策文件明确规定了医院、卫生行政机构等通过公告栏、信息栏、电子滚动屏、电子触摸屏等载体进行信息透明公开，并且鼓励不断创新透明公开形式。

二　培育用药信息使用方的关注和使用力量

1. 提高公众对医疗质量信息的关注意识

要使透明产生更好的结果，迫切需要采取措施加强社会公众的信息素养，不断提高公众对医疗质量信息的关注意识。根据1989年美国图书馆学会的定义，信息素养是指当一个人需要信息时，具有甄别信息、寻找信息、评价信息和有效使用所需要信息的能力。随着社会发展和进步，社会公众的信息素养虽然较前有了一定的提升，但大多数的社会公众依然认识不到信息透明是民主权利实现的一个重要途径，也是政府的职责所在。通过对社会公众进行相关法律法规、政策和条例等培训，对整个社会的发展有着重要的现实意义。因为这些内容既是政府信息公开的重要内容，也构筑了政府信息公开的外部环境。因此，要提升社会公众的信息素养，首先应加强社会公众的公共政策、法律法规和条例的培训教育，深入宣传信息透明的意义以及知情权实现的途径，提升公众的知情权意识，进而增强社会公众对医疗信息公开的参与意识与参与精神，营造社会公众主动、积极参与监督的文化氛围。

2. 增强患者用药健康素养

加强患者合理用药宣传教育，丰富安全用药知识，增强理解，减少误解。社会公众的健康素养影响着对透明公开的医疗服务信息的理解和利用。中国公众的健康素养目前还比较低，在用药领域，大多数的基层民众认为"打点滴"要比口服药更有效，消炎药越高级越好，这些错误的认识是目前健康素养低的重要表现之一。基于此种认识，社会公众也就不能准确地使用信息，不能利用公开的质量信息进行判断和作出准确的选择。Fung 等（2004）提出在公共政策领域中的透明行动循环模型（Transparency Action Cycle）对于透明公开的信息，信息使用者感知信息、信息使用者通过市场行为或市场机制作出行动是推动质量改善的重要力量。[①] 当社会公众的健康素养达到一定程度时，他们在寻医问药时就具备了寻找适合参考信息的意识，懂得通过何种途径去获取医疗服务信息。具有较高用药素养的社会公众能结合自身实际用药需求，准确评价信息的适用程度，最终实现对医疗质量信息的有效利用。

互联网络的日益普及是社会经济发展的必然趋势，应当使之成为医疗服务信息透明公开的主要平台，也为增强公众的健康素养提供了硬件基础。越来越多的社会公众接触并使用信息化设施是提高社会公众健康素养的有利条件。通过这些平台，可以开展更多的对公众进行用药健康素养培育的项目。国家卫计委即在网站上公布了安全合理使用注射剂的核心原则："能不用就不用，能少用就不多用，能口服不肌注，能肌注不输液"，对正确用药意识产生了广泛的影响。

三　强化刺激服务提供者对于公开数据的反应

1. 医疗机构组织文化建设

不同的组织形式有其相对应的有效管理模式，在不同组织形式

---

① Fung A., Graham M., Weil D., *Full disclosure: the perils and promise of transparency*, Cambridge, UK: Cambridge University Press, 2007.

中，领导者对质量改善所产生的推动力是不同的。① 我国各级行政及公立医疗机构管理者并不像企业股份制公司的经理人一样时刻感受到来自市场竞争的压力，其感受到的压力主要是来自政府主管部门带来的绩效考核或者职位晋升的压力。因此，这种人才配置方式的典型特点是缺乏市场竞争调节作用，带有很突出的上级政府主管部门领导的主观意愿。所以在当前的公立医疗机构中，要建立领导关注重视透明公开的组织文化，这将大大促动透明公开所带来的医疗质量提升动力。正如本研究访谈中医生谈及的，"领导的关注"会使他们对此透明公开的措施更觉压力，且自己觉得需要做得更好。

2. 适当经济刺激的配套措施

医生对于质量信息公开报告的关注度较低，可配套相应的经济刺激措施。在中国，曾有研究表明对医院披露的医疗服务信息表示经常关注的医护人员不到50%，表明医护人员对医院披露的医疗信息的关注程度有待提高。这种情况与本研究调查中医生对用药质量信息公开的低关注度的情形是一致的。

国际上许多研究表明，配套经济刺激措施的透明质量报告能够给服务提供方以更大的觉察压力，得到更多的质量改善。②③ 在美国643个中小规模的医生组织/机构的研究表明，透明公开报告和相配套的经济刺激能够显著增加质量管理实践的数量（care management practices，CMPs）。这项研究收集了全国的样本，通过构建治疗效应模型开展研究，得到几个很重要的发现：首先，透明公开与CMPs的使用有关，但不具有统计学意义；其次，经济刺激与CMPs显著

① Rodrigues R. , et al. , "The public gets what the public wants: experiences of public reporting in long – term care in Europe", *Health Policy*, Vol. 116, No. 1, 2014, pp. 84 – 94.

② Fung C. H. , et al. , "Systematic review: the evidence that publishing patient care performance data improves quality of care", *Annals of Internal Medicine*, Vol. 148, No. 2, 2008, pp. 111 – 123.

③ Frølich A. , et al. , "A behavioral model of clinician responses to incentives to improve quality", *Health Policy*, Vol. 80, No. 1, 2007, pp. 179 – 193.

性关联；更重要的是当透明公开和经济刺激捆绑在一起时，将大大地影响临床人员使用 CMPs 的程度，并且其显著程度大于之前的任何单一措施。① 所以，纯粹的信息透明并不足以刺激医疗服务供方的质量改善，而利益相关者的关系以及配套相关可获得的经济刺激是重要因素之一。②

3. 认可医生专业技术，培养职业荣誉感

医疗质量信息公开机制中很重要的一点是激励约束机制，在委托—代理契约关系理论中，除了经济性的显性激励外，代理人还存在"声誉"这种潜在的激励，使显性激励在不充分的前提下发挥防范机会主义、降低代理成本的重要作用。中国医生的职业荣誉感在逐渐减退，原因是非常复杂和多方面的。在本研究调查中，医生对同行名誉感、公众形象考虑都不多，不觉得透明公开排名会造成什么影响。在名誉面前，经济收入的影响显得更为重要，透露出中国医生的经济收入保障问题。③ 中国医生的专业劳务价值过低，使其不得不为自己争取其他灰色收入而游走在敏感地带。中国医患关系矛盾日益突出，各种恶性伤人事件频发，使医生群体对于自己救死扶伤的职业荣誉感发生着微妙的变化。④

4. 避免处方质量信息透明带来的负面影响

透明公开本身并不是尽善尽美，可能会带来一些意想不到的负

---

① Alexander J. A., et al., "Use of care management practices in small and medium sized physician groups: do public reporting of physician quality and financial incentives matter?" *Health Services Research*, 2013, Vol. 48, No. 2, pp. 376 – 397.

② Lemire M., Demers - Payette O., Jefferson - Falardeau J., "Dissemination of performance information and continuous improvement: a narrative systematic review", *Journal of Organization Management*, 2013, Vol. 27, No. 4, pp. 449 – 478.

③ Yang L., et al., "Multifactor analysis on the income of primary health care institutions implementing EMS in Hubei province, China: A Cross - sectional Study", *Journal of Health Management*, Vol. 14, No. 3, 2012, pp. 259 – 268.

④ Liu C., et al., "Patient safety culture in China: a case study in an outpatient setting in Beijing", *BMJ Quality & Safety*, Vol. 23, No. 7, 2014, pp. 556 – 64.

面影响。无论惩罚或者奖励都可能导致不良结果的出现。[1][2] Schneider 和 Epstein 发现，美国宾夕法尼亚州的心脏手术医生不愿意为病重患者进行手术，从而导致该州高风险患者难以找到提供治疗服务的医生。[3] 测量指标对于医生实践有引导性。2004—2009 年，威斯康辛州一个自愿性的医疗联盟（the Wisconsin Collaborative for Healthcare Quality）与该州内不属于该组织的医院，和美国其他州的医院进行比较发现，该信息公开联盟中的医生反映，这些公开使他们努力去改变部分测量指标，但并不是所有指标。[4] Schauffler 等就英国和美国加利福尼亚州的医疗信息披露进行对比研究，发现医疗信息披露导致负面影响有：医师拒绝不符合要求的病人，或者医师不再努力去处理那些信息透明公开没有要求的医疗问题。[5]

　　避免负面影响的方法是：首先，用药处方的质量指标要突出重点问题，要时刻跟随用药领域中问题的演变，做适当的调整。其次，设定监管配套措施，避免医生为了单纯地改善质量指标而损害患者利益。最后，通过干预项目对医生的认识和行为进行正确的引导，以促进医生发现自己用药质量存在的改善空间，并予以改善。

---

① Werner R. M. , Asch D. A. , "THe unintended consequences of publicly reporting quality information", *The Journal of the American Medical Association*, Vol. 293, No. 10, 2005, pp. 1239 – 1244.

② Wang J. , et al. , "Do bad report cards have consequences? Impacts of publicly reported provider quality information on the CABG market in Pennsylvania", *Jornal of Health Economics*, Vol. 30, No. 2, 2011, pp. 392 –407.

③ Schneider E. C. , Epstein A. M. , "Influence of cardiac – surgery performance reports on referral practices and access to care. A survey of cardiovascular specialists", *The New England Journal of Medicine*, Vol. 335, No. 4, 1996, pp. 251 –256.

④ Lamb G. C. , et al. , "Publicly reported quality of care measures influenced Wisconsin physician Groups to improve performance", *Health Affairs*, Vol. 32, No. 3, 2013, pp. 536 – 543.

⑤ Schauffler H. H. , Mordavsky J. K. , "Consumer reports in health care：do they make a difference?" *Annual Review of Public Health*, No. 22, 2001, pp. 69 – 89.

第九章　研究结论与展望

第一节　本书的主要结论与创新

一　研究结论

（一）透明作用机制的概念和理论研究

监管透明的实质是指在高度复杂的临床专业实践领域，监管者通过透明公开质量信息、既定规范中清晰界定的行为要求，使之可以被公众监督和比较，从而实现医生关注"正确"行为，组织和控制自己的临床实践。[①] Frølich 等提出的透明监管下临床服务提供者行为概念模型，在此模型中包括刺激压力源：经济的、名誉的等；影响因素：环境的、组织层面的、服务提供者的或者患者的特征。基于此模型，从经济学、心理学和组织行为学等理论和相关研究文献的角度出发，纯粹的质量信息公开是通过三个方面的刺激压力推动服务提供方的质量改善：一是病人基于质量信息的选择压力，二是支付者或管理者的对于信息公开的考核压力，三是自己名誉感、工作满意度的形象压力。[②] 本研究中提出了透明觉察压力的理念，

[①] Mcgivern G., Fischer MD., "Reactivity and reactions to regulatory transparency in medicine, psychotherapy and counselling", *Social Science & Medicine*, Vol. 74, No. 3, 2012, pp. 289 – 296.

[②] Frølich A., et al., "A behavioral model of clinician responses to incentives to improve quality", *Health Policy*, Vol. 80, No. 1, 2007, pp. 179 – 193.

它是指因透明信息公开事件所带来的，在公众形象、同行名誉，或者管理考核等潜在经济刺激等方面被医生觉察为压力的程度。

（二）处方质量信息透明作用的效果评价

纵观整个研究阶段，透明处方质量信息的干预没有明显地改善医生处方质量，即没有达到减少抗生素、注射剂滥用和降低费用的效果。处方质量信息透明的实施，在抗生素处方率、注射剂处方率方面看似有一定的改善，抗生素处方率降低1.32个百分点［95%置信区间（-3.26，0.63）］，注射剂处方率降低0.99个百分点［95%置信区间（-3.08，1.09）］，但是都没有达到具有统计学意义的显著性水平。干预组医生的平均处方费用微弱地上升了4%［95%置信区间（0%，8%）］，平均每张处方的费用上升了0—4元。

对门诊最常见疾病上呼吸道感染的分析显示，处方信息透明干预显著地减少了处方口服抗生素、处方二联抗生素的概率，但是对于静脉注射率、大输液率和处方费用没有产生显著性影响。透明干预产生了有限的效果，但效果存在明显局限性。

来自透明公开的觉察压力使部分医生调整自己的处方行为。注射剂、大输液较难改变，因为一是其相关服务费用、耗材费用的刺激，二是来自患者的要求，医生为了迎合病人，不让自己的病人流失。而对于口服抗生素，本来已经是零差率销售，没有任何经济刺激，相对来说容易减少。所以从结果指标上看，口服抗生素的减少带来了二联抗生素的减少，但由于注射型抗生素的"需求"依然很强，所以总体上抗生素的处方率依然很高，并没有显著下降。

费用方面，由于政府办医疗机构已经全部实施了国家基本药物制度，还有其他相关降低医疗费用的措施叠加等，已使药品费用降到了低点。由于基层配备和使用的基本药物价格都很低，所以即使口服抗生素的概率下降，但是总体上并没有呈现下降趋势。

（三）基于透明觉察压力的作用机制分析

基层医疗机构的处方医生对于用药信息公开的觉察压力都处于

中等偏下的水平。特别是，针对医生的抗生素处方率、注射剂处方率和平均处方费用指标的排名和公开措施，在开始阶段没有对医生产生相应的刺激压力。女性医生和年龄稍大的医生对于监管透明的觉察压力都较高，这提示此类群体对透明信息更敏感，可能的解释是他们对名誉和自尊等方面更为关注。

之后本研究使用了新的排名方式和展示方式：（1）改变医生只在本院内排名的形式，而是采取全市干预组所有基层医院同科室进行医生的排名；（2）以星号展示医生处方质量等级，分为1—3颗星三个等级（星号越多质量越好）。分析结果显示，医生在后期感受到的压力要小于前期。医生在面对星级评价后，并没有感觉到直接公开指标具体信息时那么大的刺激，跨医疗机构间的比较，也可能使同一个机构内部医生的医疗质量难以区分，大家处于同一层次而使压力下降。

在研究的终末阶段，干预组处方质量信息公开的觉察压力要显著高于对照组，虽然两组处方医生的总体觉察压力得分都较低。随着透明公开的实施，干预对象认知透明信息加深，会越发感觉到压力。即开始干预组和对照组的信息公开觉察压力没有差别，但是往后的阶段就会有差异。这从某种程度表明，处方指标公开还是能引起透明觉察压力，但可能需要些时间。

总体上，觉察压力得分与处方质量指标的相关性不明显。在研究开始和结束阶段，医生的觉察压力与实际处方质量之间的相关关系非常不明显。在中间阶段，觉察压力与少部分处方质量指标有显著相关关系，但是相关系数都比较低，在0.3以下。几个公开的处方质量指标之间是高度相关的，而且抗生素处方率、注射剂之间高度正向相关，但是与费用之间却是负向相关。可能的解释是基层医疗机构费用已经降到最低点，而抗生素多会以静脉注射、大输液的途径进行给药。

层次回归模型的分析结果表明，透明公开下，医生觉察压力程度对实际处方行为不具有显著的调节作用效应。即在本研究中，无论基层医疗机构的处方医生的透明觉察压力程度如何，都不会影响到医生的抗生素处方率、注射剂处方率和平均处方费用。这样的结果并不支持本研究假设，即觉察压力会使医生调整自身处方行为。首先，说明医生的临床实践行为确实是复杂的，受到各种因素的影响。在模型中，医生的年龄、收入、职称、工作负荷、科室对处方行为都有显著性影响。其次，如前文所述，根据觉察压力问卷的调查结果，基层医生的透明觉察压力普遍较低。大家都处于一个较低的觉察压力水平，所以就不会对处方行为有影响了。

（四）医生访谈资料和典型案例分析

访谈资料分析表明，医生对于透明公开的觉察压力持否定态度的居多，也就是大部分的医生都不认为有来自用药信息透明公开的觉察压力。绝大多数医生认为用药信息透明公开和排名并不会影响到自己接诊的病人数量；极个别医生认为当自己排名很差的时候，多多少少会有影响。在当前的透明公开过程中，由于支付者（如医疗保险、患者）、管理者（如监管机构、医院领导）都没有结合公开信息开展监管工作，来自透明公开考核的压力显得非常有限。绝大多数医生觉得同事互相之间名誉没有影响；极少数医生认为公开和排名对名誉会带来点影响。大部分医生能够理解公开指标的含义，但是还有部分医生并不清楚到底处方质量指标是什么意思。医生们不是很充分认可处方质量指标的合适性，认为疾病病种情况、疾病严重程度等都需要综合考虑。目前的监测指标也得到一部分医生的肯定，其认为通过透明公开的方式，起到了督促和警醒的作用。

典型案例分析表明，基层医疗机构里的骨干医生对于透明公开的看法因个人特质而异，但环境（领导重视、绩效激励等）起到影响作用。关注和觉察到名誉影响者，明显会更积极采取措施去改善目前的处方行为情况。需要更科学地设计评价指标，而配套的激励措施显得重要，因为多数骨干医生并不因公开的公众形象、同行名誉产生刺激压力。

（五）基于觉察压力的透明作用机制的障碍分析

（1）透明公开来自患者的觉察压力非常有限。

医生认为病人基本不去看公开的处方质量信息，极少部分看了也不能准确理解。原因是多方面的：意识上不关注，知识上不具备。医生普遍认为目前公开的用药质量信息并不会被患者关注。透明作用机制里信息使用者的关注和反馈是重要的一环。患者不关注，自然就不会产生相应的压力了，医生也就失去了行为改变的重要的推动力之一。

绝大多数医生认为用药信息透明公开和排名并不会影响到自己接诊的病人数量。没有来自患者"市场份额"变化的觉察压力，医生更多的只是按照自己的习惯给患者看病。在中国，基层医疗机构市场的竞争活力一直是相对缺乏的。受制于基层医疗资源的局限，受制于患者长期养成的就医习惯和他们极其有限的健康素养。

（2）透明公开信息的考核压力缺乏

目前透明公开的质量信息对个人收入没有影响，有些人觉得以后会有，但是也断定其影响不大。因为当前干预措施并没有任何的配套考核措施，所以相应的觉察压力是很有限的。当前基层工资收入仍处于比较低的水平，医生目前关注，并且会长期关注自己收入状况的影响。当他们普遍认为公开的质量信息并不会对收入造成任何影响时，他们自然不会有其造成的绩效压力，而是把注意力放在那些更影响自己绩效的地方。

（3）形象名誉和领导印象的相应压力不强

绝大多数医生觉得透明公开对同事互相之间名誉没有影响，仅有个别医生认为公开和排名对名誉会有点影响。中国医生不是不关注，只是他们有更迫切的物质利益需求，而恰恰就在中国的行医环境里，这个名誉和物质回报是相对割裂的，所以他们短期内更追求物质回报，而不关注这个同行名誉。

（六）处方质量信息透明作用机制的优化策略

公开报告本身并不是直接产生作用的。要强化用药信息透明的作用机制，可以从设计科学严谨用药信息透明公开政策、培育用药信息使用方的关注和使用力量、强化刺激服务提供者对于公开数据的反应三大方面完善。

第一，设计科学严谨用药信息透明公开政策。当采取质量公开措施提升质量时，医疗保健市场的组织形式，也就是市场竞争的特性，是一个影响公开报告对于改善质量的迫切需要思考的重要影响因素。透明公开政策要适应当地的宏观与微观环境。关于用药质量透明的评价层面是首先需要考虑的。鉴于用药服务信息的多层次性、复杂性，且存在大量不能控制的、但对结果产生很大影响的因素，需要研究用药质量公开指标的风险调整方法。公开透明的方式应该丰富且有效、深入人心。借助网络平台是医疗质量信息透明发展的重要趋势，也是政府应该采取的实施路径，使社会公众能够随时随地便捷地获取信息，并可以自由地进行横向或纵向比较。

第二，培育用药信息使用方的关注和使用力量。要充分发挥透明作用机制的效果，迫切需要提升社会公众的信息素养，提高公众对医疗质量信息的关注意识。社会公众的健康素养影响着对透明公开的医疗服务信息的理解和利用。提高社会公众的健康素养，使公众能树立寻找适合信息的意识，了解获取医疗质量信息的途径，并能评价信息的适用程度，最终实现有效利用。

第三，强化刺激服务提供者对于公开数据的反应。不同的组织形式有其相对应的有效管理模式，在不同组织形式中领导者对质量改善所产生的推动力是不同的。在当前的公立医疗机构中，要建立领导关注重视透明公开的组织文化，这将大大提高透明公开所带来的医疗质量提升动力。针对医生对于质量信息公开报告的关注度较低，可配套相应的经济刺激措施。国际研究表明配套经济刺激措施的透明质量报告能够给服务提供方以更大的觉察压力，得到更多的质量改善。另外，通过各方面的努力去认可医生专业技术，培养医生职业荣誉感。要避免处方质量信息透明带来的负面影响，例如医生的逆向选择，虚假处方和忽略非相关公开质量问题。

二 研究创新点

（一）研究内容和理论方面

国际上对于医疗质量透明公开可谓进行了十数年的探索、实践和验证，但是研究的内容多在效果评价，缺乏透明作用机制的实证研究。首先，本研究将医疗质量透明作用的理念引入不合理用药的领域，是研究视角的创新。其次，更重要的是，本研究在实践基础和文献综述上对透明作用机制的理论进行了拓展，通过引入透明觉察压力的概念，设计和开发了测量工具——透明觉察压力量表，开展了作用机制的实证研究。虽然提出的理论并没有被完全验证，但无疑已是国际上一个重要的创新性探索。通过国内、国际学术成果的发表和交流，推动了处方质量信息透明作用机制的理论发展。

（二）研究方法方面

国际上对于医疗质量透明公开的研究多是截面调查、单组的前后比较，或者是比较少的类实验研究。而本研究使用了证据力度更强的研究方式——随机区组对照试验，这是医疗质量信息透明研究领域中的一个重要创新。在一定区域范围内，尽量考虑政治、经济、社会、技术环境等宏观因素，在实际分组过程中对随机单位的综合评价匹配，以达到均衡可比，将外界因素的影响降到最低。

第二节 本书的局限与展望

一 本书的研究局限

由于研究周期和现实干预条件的限制，本研究在设计和分析上存在着一定的局限。

第一，研究对象选取基层医疗卫生机构，决定了医生的公开透明意识低、知识水平不够高，以及社会公众、就医患者的健康素养较低。这对整个作用机制的验证产生了一定的影响。选择基层医疗卫生机构有几大原因，首先基层医疗机构突出的不合理用药问题众所周知，对于探索新的监管政策工具有现实迫切需求；其次，开展用药信息透明公开毕竟是一个新事物，政策干预的实施会遇到现实困难，为保证干预的可行性，干预实施落实到位，基层医疗机构的阻力会小很多；最后，基于研究团队十数年从事合理用药研究的经验，最有把握在基层做好本研究。

第二，干预包的设计存在局限，实施干预研究的时间也非常有限。本研究的核心是用药信息透明公开，但干预包所包含的用药信息有明显的局限性。需要考虑的是：（1）基层医疗机构的现实情况。基层医疗机构处方用药中，最突出的问题是抗生素不合理使用、注射剂滥用。要使基层医生、基层老百姓能够接受和理解透明公开的信息。（2）在实际干预过程中的可操作性和持续性。在医疗机构开展透明公开，会涉及众多的利益相关者。一方面要使干预产生更大的效果，另一方面卫生行政部门、医院管理者又不希望影响到正常的医疗秩序。因此在设计中，我们把握的原则是信息的重要性、可理解性和可操作性。因此，指标不能选择太多，不能过于复杂。本研究作为一次开拓性的尝试，仅选择了抗生素处方率、注射剂处方率和处方费用进行公开。以后的研究可以在此基础上进一步拓展和加深，以反映更为复杂的实际用药问题。为了适应基层医疗机构的特点，选择使用宣传板的方式也存在一定局限性，即信息传播的广度受到明显限制，因为只有前来医院就诊的患者或者陪同家属才能获取到这些信息。但即使是这样，被透明公开的医生主体能够很直接感知到透明信息，而且展板对于基层老百姓仍然是最佳的获取信息渠道，如果选择多媒体（网络、微博、微信等）恐怕效果更不理想。

透明作用机制总体来说是一个由下至上推动质量改进的模式，这就决定了所有透明的利益相关者需要有一个适应过程，透明机制需要有一个发生作用的渐变过程。由于研究时间的局限，我们目前的研究结论可能会低估干预效果。

第三，相关重要的监管政策和经济环境调查缺乏。比如说，医疗机构的绩效考核方案、主要领导的管理模式，在研究过程中，相关的政策在干预组和对照组会发生调整，除干预措施外的外部环境无法人为控制。本研究的前提假设是具体用药监管政策不会在短时间内有较大变化，医疗机构主要负责人的变动也不大，即使领导变动，整个机构的管理模式也不会变化太大。虽然采取区组配对再随机的方法，争取在事前控制好相关的影响变量，但仍可能会对实际结果造成影响。

第四，信息公开的特殊性以及医疗环境的特殊性，使我们还无法做到医生、患者个体上的随机对照，由此可能实际评价的效果仍然会受到一些无法控制的混淆因素的影响。信息公开的本质属性是确保信息能被所有人获取，所以很难做到在一个医疗机构内有些人获得信息，而另外一部分人不能获取。患者可以在不同医生间进行选择，甚至可以在邻近的医疗机构之间流转。这些现实情况都大大增加了医生、患者水平上的随机对照的难度，而且还很可能带来新的研究结果偏倚。因此，区组随机对照是较为理想的选择。

二 研究展望

综上所述，基于本研究的结论和局限性，本书认为将来研究的方向应包括：

第一，在城市、社区等开展觉察压力透明作用机制的实证研究。透明作用机制的运作需要特定的宏观环境、微观环境的支撑，需要从信息供方、信息需方、第三方监管机构等再深入验证作用机制的重要环节。

第二，研究医生处方质量的风险调整方法。由于医生处方行为受到大量的、复杂的、无法控制的因素影响，如何科学评价和准确比较不同医疗机构、不同医生的处方质量是一个非常重要的研究问题。

附录一　透明公开觉察压力调查问卷

透明公开觉察压力调查问卷（一）

在目前的用药信息公开情况下，最近三个月以来：

1. 您经常觉得用药信息公开与自己的预期一致
   A. 从来没有　　　　　B. 几乎没有　　　　　C. 有时有
   D. 经常有　　　　　　E. 总是有

2. 您经常心情愉悦
   A. 从来没有　　　　　B. 几乎没有　　　　　C. 有时有
   D. 经常有　　　　　　E. 总是有

3. 您经常觉得能合理安排自己的时间
   A. 从来没有　　　　　B. 几乎没有　　　　　C. 有时有
   D. 经常有　　　　　　E. 总是有

4. 用药信息公开过程中您经常遇到让您愤怒的事情
   A. 从来没有　　　　　B. 几乎没有　　　　　C. 有时有
   D. 经常有　　　　　　E. 总是有

5. 您会经常思考用药信息公开中自己的处境
   A. 从来没有　　　　　B. 几乎没有　　　　　C. 有时有
   D. 经常有　　　　　　E. 总是有

6. 用药信息公开中的某些事情经常在您控制能力范围之外
   A. 从来没有　　　　　B. 几乎没有　　　　　C. 有时有

D. 经常有　　　　　　E. 总是有

7. 公开的用药信息使您经常感到紧张或有压力

A. 从来没有　　　　　B. 几乎没有　　　　　C. 有时有

D. 经常有　　　　　　E. 总是有

8. 您经常觉得用药信息更新频率高、影响大而无法应对

A. 从来没有　　　　　B. 几乎没有　　　　　C. 有时有

D. 经常有　　　　　　E. 总是有

9. 您经常觉得不能控制用药信息公开对自己的影响

A. 从来没有　　　　　B. 几乎没有　　　　　C. 有时有

D. 经常有　　　　　　E. 总是有

10. 您经常觉得不能应对用药信息公开及其产生的问题

A. 从来没有　　　　　B. 几乎没有　　　　　C. 有时有

D. 经常有　　　　　　E. 总是有

透明公开觉察压力调查问卷（二）

尊敬的医生，您好！

为提高医疗服务质量，加强药品透明监管，促进合理用药，特设计本量表并恳请您协助填答。我们将严格保密您的信息。感谢您的参与！祝您万事如意！

近三个月以来，关于医生和医疗机构处方指标公开和排名的过程中，

条目	1 从来不	2 几乎不	3 有时	4 经常	5 总是
1. 您觉得用药指标排名的结果与自己的预期不一致	1	2	3	4	5
2. 您关注用药信息公开中自己的排名位置	1	2	3	4	5
3. 您觉得自己排名不可接受	1	2	3	4	5
4. 您觉得每月公开排名的频率比预期的要快	1	2	3	4	5

续表

条目	1 从来不	2 几乎不	3 有时	4 经常	5 总是
5. 您觉得自己的排名本应该好于同事	1	2	3	4	5
6. 一旦出现排名垫底时您会感到烦恼	1	2	3	4	5
7. 用药指标排名实施后您不能保持心情愉悦	1	2	3	4	5
8. 您对自己的排名位置无所谓	1	2	3	4	5
9. 您担心用药质量排名会与奖金或职称晋升挂钩	1	2	3	4	5
10. 公开的排名信息使您经常感到紧张或焦躁	1	2	3	4	5
11. 您会因为同事或领导讨论排名而感到不安	1	2	3	4	5
12. 您经常对公开排名反感或抵触	1	2	3	4	5
13. 您向同事或领导表达过对排名的不满	1	2	3	4	5
14. 您经常对公开排名的做法不理解	1	2	3	4	5
15. 您在开具抗生素/注射剂时会因为公开排名感到压力	1	2	3	4	5
16. 您经常想办法改善排名	1	2	3	4	5
17. 您觉得不能应对公开排名及其产生的问题	1	2	3	4	5
18. 您觉得无法通过自己的努力来改善排名	1	2	3	4	5
19. 您觉得无法应对排名造成的名誉影响	1	2	3	4	5

透明公开觉察压力调查问卷（三）

　　用药信息公开是指医疗机构应主动或依据要求向价格主管部门、药监部门、卫生行政部门、患者、社会和处方医师公开与药品有关的18项信息，包括药品购销价格、购销数量、价格清单、常用药品价格、配备的国家基本药物名称价格、处方管理情况（处方点评）、不良反应、医保患者使用的自费比例较高的药品等。

　　实施用药信息公开，您总体上感觉到的压力程度如何？

　　A. 完全没有　　　　　B. 几乎没有　　　　　C. 一般

D. 比较大　　　　　E. 非常大

请您根据近三个月以来的用药信息公开情况，结合实际感受回答下列问题：

条目	0 从来没有	1 几乎没有	2 有时	3 经常	4 总是
1. 您觉得用药信息公开与自己的**预期不一致**	0	1	2	3	4
2. 您会关注用药信息公开中**自己的处境**	0	1	2	3	4
3. 用药信息公开后您**不能保持心情愉悦**	0	1	2	3	4
4. 您担心公开的用药信息**会与奖金或职称晋升挂钩**	0	1	2	3	4
5. 您**不会关注**用药信息公开中自己的处境	0	1	2	3	4
6. 您会因为**同事或领导讨论**用药信息公开而感到不安	0	1	2	3	4
7. 您会对用药信息公开**反感或抵触**	0	1	2	3	4
8. 公开的用药信息使您会感到**紧张或焦躁**	0	1	2	3	4
9. 用药信息公开过程中会遇到**让您愤怒的事情**	0	1	2	3	4
10. 您觉得**不能接受**公开的用药信息	0	1	2	3	4
11. 您向同事或领导表达过对信息公开的**不满**	0	1	2	3	4
12. 您对用药信息公开的**做法不理解**	0	1	2	3	4
13. 您在开具**抗生素/注射剂**时会因为用药信息公开**感到有压力**	0	1	2	3	4
14. 您会觉得用药信息**更新频率快而无法应对**	0	1	2	3	4
15. 您觉得不能应对用药信息公开对自己**名誉的影响**	0	1	2	3	4
16. 您认为**患者获得**公开的用药**信息会对您造成威胁**	0	1	2	3	4
17. 您**不能接受抗生素、注射剂处方率作为用药信息公开的指标**	0	1	2	3	4

附录二　处方医生行为机制访谈提纲

处方医生访谈提纲

医生，您好，我是用药信息透明课题组的成员。为了总结一下您在用药信息公开和促进合理用药方面的良好实践，想对您进行一次约15—20分钟的访谈。

1.1　您觉得病人能不能理解、会不会使用公开的处方指标信息？原因是什么？

1.2　请您描述患者对于公开的质量信息存在的疑问可能会有哪些方面？实际上您听到的患者反馈的疑问有哪些？

1.3　自己的病人数量受到公开信息和排名的影响会有多大？您如此认为的原因有哪些？

2.1　您觉得本卫生院（或社区卫生服务中心）的领导会不会利用公开的指标和排名来考核您的工作？

2.2　目前有没有将相应的奖励或者惩罚跟用药指标公开和排名联系起来？

若没有，您认为将来会不会跟相关奖惩制度联系？自己的工资会不会受影响？您如此认为的原因有哪些？

3.1　每个月公开您的处方指标信息对您在同事间的名誉的影响会有多大？您认为排名靠后会影响领导对您的印象吗？

3.2　排名位置在比较靠后时，会不会有压力去想办法改变处方行为？具体采取的方法和途径包括哪些？若不采取任何行动，原因是什么？

3.3 当您的排名靠前或者排名较之前进步时，会不会产生成就感？若无，为什么？您觉得哪些人在这项公开工作中会有成就感？您觉得成就感应该来自于哪些方面？

4.1 你觉得当前选用的处方质量的评价指标（抗生素处方率、注射剂处方率和平均处方费用）是否合适？您能否准确理解其中的含义？

4.2 当前的包含具体数字的表格形式，或者是带有符号的表格形式您觉得哪种好？星号等级是不是很好的比较形式？不明白的地方有哪些，或者您觉得应该从哪些地方改善？

4.3 医疗技术人员（主要是医生）是怎么使用公开的质量信息的？请描述在此过程中遇到的问题。

参考文献

常捷等：《基层和公共卫生人员工作努力程度影响因素分析》，《中国卫生政策研究》2012 年第 3 期。

陈向明：《质的研究方法与社会科学研究》，教育科学出版社 2000 年版。

陈彦靓、田茂再：《关于纵向数据分析方法的比较研究》，《统计与决策》2013 年第 10 期。

国家卫生和计划生育委员会：《关于印发进一步改善医疗服务行动计划的通知》，2014 年。

胡付品：《2005—2014 年 CHINET 中国细菌耐药性监测网 5 种重要临床分离菌的耐药性变迁》，《中国感染与化疗杂志》2017 年第 1 期。

李慧娟：《基于信息披露的公立医院政府监管模式研究》，硕士学位论文，华中科技大学，2009 年。

龙立荣：《层级回归方法及其在社会科学中的应用》，《教育研究与实验》2004 年第 1 期。

卢洪友、连玉君、卢盛峰：《中国医疗服务市场中的信息不对称程度测算》，《经济研究》2011 年第 4 期。

陆晓露等：《信息不对称下公立医院信息公开模式的探讨》，《中国医院管理》2012 年第 7 期。

吕晓艳、仲健心：《解决医疗费用必由之路——信息公开》，《上海管理科学》2005 年第 1 期。

马志强等：《社区卫生服务人员激励实证研究》，《卫生经济研究》

2012 年第 7 期。

潘多拉：《以信息公开促进医疗机构良性竞争》，《中国卫生人才》
　　2012 年第 2 期。

覃肖潇等：《基于 TOPSIS 综合评价法的医疗保险规制措施评价》，
　　《中国医院管理》2013 年第 8 期。

陶冠军、张莹、王俊华：《从医院管理者角度谈护士需求及对其激
　　励方式——以马斯洛需求层次理论为依据》，《卫生软科学》
　　2009 年第 6 期。

王永莲、杨善发：《医疗信息公开与医疗服务监管的 DADS 模式》，
　　《卫生软科学》2005 年第 4 期。

王章佩、林闽钢：《信息不对称视角下的医疗供方诱导需求探析》，
　　《医学与哲学》（人文社会医学版）2009 年第 3 期。

吴晓燕：《坚持"院务公开"共建和谐医院》，《江苏卫生事业管
　　理》2008 年第 3 期。

吴宗杰：《关于激励与管理压力的研究》，《淄博学院学报》（社会
　　科学版）2000 年第 4 期。

谢亚江、周蜀渝：《浅析医疗信息公开对慢性病患者就医行为的引
　　导作用》，《中国现代医院管理杂志》2006 年第 4 期。

熊玉琦、张小鹏、张新平：《基层医疗机构药品使用信息公开评估
　　指标体系研究》，《中国医药科学》2012 年第 7 期。

熊玉琦、张新平：《基层医疗卫生机构用药信息公开制度分析》，
　　《医学与社会》2012 年第 7 期。

叶芳、王燕：《双重差分模型介绍及其应用》，《中国卫生统计》
　　2013 年第 1 期。

张春梅：《中国公立医院医疗服务信息披露规制研究》，博士学位论
　　文，华中科技大学，2011 年。

张澜等：《觉察压力量表在部分中国人群中的应用研究》，《中国卫
　　生统计》2009 年第 6 期。

张佩佩、张丽军：《基于公立医院使命管理信息公开评价体系研

究》，《中国医院管理》2012 年第 3 期。

张妍萃：《工作压力研究综述》，《人力资源管理》2008 年第 12 期。

赵丽清、郭启勇、徐建军：《实行院务公开 强化民主管理》，《中国劳动关系学院学报》2006 年第 1 期。

赵目、陈柏成、周勇：《纵向数据下广义估计方程估计》，《数学学报》2012 年第 1 期。

赵晓瑾：《PDCA 循环在医院院务公开管理中的研究与实践》，《中国农村卫生事业管理》2013 年第 6 期。

赵志军等：《DADS 模式在公立医院社会资本监管中的应用》，《卫生软科学》2013 年第 1 期。

周巍等：《澳大利亚三级公立医疗机构信息公开与透明探析》，《中国卫生事业管理》2012 年第 12 期。

Alexander J. A. , et al. , "Use of care management practices in small – and medium – sized physician groups: Do public reporting of physician quality and financial incentives matter?" *Health Services Research*, 2013, Vol. 48, No. 2.

Austin P. C. , Reeves M. J. , "Effect of provider volume on the accuracy of hospital report cards a monte carlo study", *Circulation – Cardiovascular Quality and Outcomes*, Vol. 7, No. 2, 2014.

Barr J. K. , et al. , "Physicians' views on public reporting of hospital quality data", *Medical Care Research and Review*, Vol. 65, No. 6, 2008.

Barr J. K. , et al. , "Using public reports of patient satisfaction for hospital quality improvement", *Health Services Research*, Vol. 41, No. 31, 2006.

Basu S. , et al. , "Comparative performance of private and public health-care systems in low – and middle – income countries: a systematic review", *PLoS Medicine*, Vol. 9, No. 6, 2012.

Berger Z. D. , et al. , "Can public reporting impact patient outcomes and disparities? A systematic review", *Patient Education and Counseling*, Vol. 93, No. 3, 2013.

Burack J. H. , et al. , "Public reporting of surgical mortality: a survey of New York State cardiothoracic surgeons", *Annals of Thorac Surgery*, Vol. 68, No. 4, 1999.

Chen M. , et al. , "Does economic incentive matter for rational use of medicine? China's experience from the essential medicines program", *Pharmacoeconomics*, Vol. 32, No. 3, 2014.

Chou S. Y. , et al. , "Competition and the impact of online hospital report cards", *Jornal of Health Economics*, No. 34, 2014.

Cohen S. , Kamarck T. , Mermelstein R. , "A global measure of perceived stress", *Journal of Health and Social Behavior*, Vol. 24, No. 4, 1983.

Dahlke A. R. , et al. , "Evaluation of initial participation in public reporting of American college of surgeons NSQIP surgical outcomes on medicare's hospital compare website", *Journal of the American college of surgeons*, 2014, Vol. 218, No. 3.

Damberg C. L. , Hyman D. , France J. , "Do public reports of provider performance make their data and methods available and accessible?" *Medical Care Research and Review*, 2014, Vol. 71, No. 5.

Emmert M. , et al. , "Physician choice making and characteristics associated with using physician – rating websites: cross – sectional study", *Jounal of Medical Internetional Research*, Vol. 15, No. 8, 2013.

Epstein A. J. , "Effects of report cards on referral patterns to cardiac surgeons", *Jornal of Health Economics*, Vol. 29, No. 5, 2010.

Faber M. , et al. , "Public reporting in health care: how do consumers use quality – of – care information? A systematic review", *Medical Care*, Vol. 47, No. 1, 2009.

Florini A. , "The end of secrecy", *Foreign Policy*, No. 111, 1998.

Florini A. , *The right to know – transparency for an open world*, New York, NY: Columbia University Press, 2007.

Friedberg M. W. , et al. , "Physician groups' use of data from patient experience surveys", *Journal of Geneval Internal Medicine*. 2011.

Frølich A. , et al. , "A behavioral model of clinician responses to incentives to improve quality", *Health Policy*, Vol. 80, No. 1, 2007.

Fung A. , et al. , "From food to finance: what makes disclosure policies effective", Taubman Centre Policy Briefs, 2005.

Fung A. , et al. , The political economy of transparency: what makes disclosure policies effective? John F. Kennedy School of Government, Harvard University, 2004.

Fung A. , Graham M. , Weil D. , *Full disclosure: the perils and promise of transparency*, Cambridge, UK: Cambridge University Press, 2007.

Fung C. H. , et al. , "Systematic review: the evidence that publishing patient care performance data improves quality of care", *Annals of Internal Medicine*, Vol. 148, No. 2, 2008.

Galizzi M. M. , et al. , "Who is more likely to use doctor – rating websites, and why? a cross – sectional study in London", *BMJ Open*, Vol. 2, No. 6, 2012.

Gallagher M. P. , Krumholz H. M. , "Public reporting of hospital outcomes: a challenging road ahead", *Medical Journal of Australia*, Vol. 194, No. 12, 2011.

Geraedts M. , Schwartze D. , Molzahn T. , "Hospital quality reports in Germany: patient and physician opinion of the reported quality indicators", *BMC Health Services Research*, No. 7, 2007.

Geraedts M. , Selbmann H. K. , Ollenschlaeger G. , "Critical appraisal of clinical performance measures in Germany", *International Joural* for Quality in Health Care, Vol. 15, No. 1, 2003.

Glance L. G. , et al. , "Are high – quality cardiac surgeons less likely to operate on high – risk patients compared to low – quality surgeons? evidence from New York State", Health Services Research, Vol. 43, No. 1, 2008.

Hafner J. M. , et al. , "The perceived impact of public reporting hospital performance data: interviews with hospital staff", International Journal for Quality in Health Care, Vol. 23, No. 6, 2011.

Hanauer D. A. , Zheng K. , Singer D. C. , et al. , "Public awareness, perception, and use of online physician rating sites", The Journal of the American Medical Association. 2014.

Hannan E. L. , et al. , "New York State's Cardiac Surgery Reporting System: four years later", Annals of Thoracic Surgery, Vol. 58, No. 6, 1994.

Hannan E. L. , et al. , "Public release of cardiac surgery outcomes data in New York: what do New York state cardiologists think of it?", American Heart Journal, Vol. 134, No. 6, 1997.

Hearld L. R. , et al. , "Pay – for – Performance and public reporting program participation and administrative challenges among small and medium sized physician practices", Medical Care Research and Review, Vol. 71, No. 3, 2014.

Heller R. , Schwappach D. , "Chances and risks of publication of quality data: the perspectives of Swiss physicians and nurses", BMC Health Services Research, No. 12, 2012.

Herzlinger R. E. , "Can public trust in nonprofits and governments be restored?" Harvard Business Review, Vol. 74, No. 2, 1996.

Herzlinger R. E. , "Effective oversight: a guide for nonprofit directors", Harvard Business Review, Vol. 72, No. 4, 1994.

Hibbard J. H. , et al. , "An experiment shows that a well – designed report on costs and quality can help consumers choose high – value health care", *Health Affairs (Millwood)*, Vol. 31, No. 3, 2012.

Hibbard J. H., Stockard J., Tusler M., "Does publicizing hospital performance stimulate quality improvement efforts?" *Health Affiairs (Millwood)*, Vol. 22, No. 2, 2003.

Hood C., Heald D., *Transparency: the key to better governance?* Oxford University Press, 2006.

Huckman R. S., Kelley M. A.. "Public reporting, consumerism, and patient empowerment", *The New England Journal of Medicine*, Vol. 369, No. 20, 2013.

Huesch M. D., Currid – Halkett E., Doctor J. N., "Public hospital quality report awareness: evidence from National and Californian Internet searches and social media mentions, 2012", *BMJ Open*, Vol. 4, No. 3, 2014.

Hwang C., Lai Y., Liu T., "A new approach for multiple objective decision making", *Computers & Operations Research*, Vol. 20, No. 8, 1993.

Ireson C. I., et al., "Outcome report cards: a necessity in the health care market", *Archives of Surggery*, Vol. 137, No. 1, 2002.

Jha A. K., Epstein A. M., "The predictive accuracy of the New York State coronary artery bypass surgery report – card system", *Health Affairs (Millwood)*, Vol. 25, No. 3, 2006.

Joint Commission On Accreditation Organizations, Ongoing Activities: 2000 to 2004 Standardization of Metrics, 2002.

Ketelaar N. M., et al., "Public release of performance data in changing the behaviour of healthcare consumers, professionals or organisations", *Cochrane Database of Systematic Reviews*, No. 11, 2011.

Kotwani A., et al., "Prices & availability of common medicines at six sites in India using a standard methodology", *Indian Journal of Med-*

ical Research, Vol. 125, No. 5, 2007.

Lamb G. C., et al., "Publicly reported quality – of – care measures influenced Wisconsin Physician Groups to improve performance", *Health Affairs*, Vol. 32, No. 3, 2013.

Lemire M., Demers – Payette O., Jefferson – Falardeau J., "Dissemination of performance information and continuous improvement: a narrative systematic review", *Journal of Health Organisation and Management*, 2013, Vol. 27, No. 4.

Li Y., "China's misuse of antibiotics should be curbed", *The British Medical Journal*, No. 348, 2014.

Li Y., et al., "Overprescribing in China, driven by financial incentives, results in very high use of antibiotics, injections, and corticosteroids", *Health Affairs*, Vol. 31, No. 5, 2012.

Lindenauer P. K., et al., "Public reporting and pay for performance in hospital quality improvement", *The New England Journal of Medicine*, Vol. 356, No. 5, 2007.

Lindqvist S., "The concept of transparency in the European Union's residential housing market", *International Journal of Law in the Built Environment*, Vol. 4, No. 2, 2012.

Liu C., et al., "Patient safety culture in China: a case study in an outpatient setting in Beijing", *BMJ Quality & Safety*, Vol. 23, No. 7, 2014.

Marshall MN., et al., "Public reporting on quality in the United States and the United Kingdom", *Health Affairs (Millwood)*, Vol. 22, No. 3, 2003.

Marshall MN., Romano PS., Davies HTO., "How do we maximize the impact of the public reporting of quality of care?" *International Journal for Quality in Health Care*, No. 16, 2004.

Maslow A. H., "A theory of human motivation", *Psychological Review*,

Vol. 50, No. 4, 1943.

Maytham G., Kessaris N., "A change in opinion on surgeon's performance indicators", *Interactive Cardiovascular and Thoracic Surgery*, Vol. 12, No. 4, 2011.

Mazor K. M., Dodd K. S., Kunches L., "Communicating hospital infection data to the public: a study of consumer responses and preferences", *American Journal of Medical Quality*, Vol. 24, No. 2, 2009.

Mccormick D., et al., "Relationship between low quality – of – care scores and HMOs' subsequent public disclosure of quality – of – care scores", *The Journal of the American Medical Association*, Vol. 288, No. 12, 2002.

Mcdonald R., Roland M., "Pay for performance in primary care in England and California: comparison of unintended consequences", *Annals of Famwly Medicine*, Vol. 7, No. 2, 2009.

Mcgivern G., Fischer MD., "Reactivity and reactions to regulatory transparency in medicine, psychotherapy and counselling", *Social Science & Medicine*, Vol. 74, No. 3, 2012.

Mckibben L., et al., "Ensuring rational public reporting systems for health care – associated infections: systematic literature review and evaluation recommendations", *American Journal of Infection Control*, Vol. 34, No. 3, 2006.

Mcnamara P., "Provider – specific report cards: a tool for health sector accountability in developing countries", *Health Policy and Planning*, Vol. 21, No. 2, 2006.

Meijer A., "Local meanings of targeted transparency", Administrative Theory & Praxis, Vol. 35, No. 3, 2013.

Mukamel D. B., et al., "Do quality report cards play a role in HMOs' contracting practices? Evidence from New York State", *Health Serv-*

ices Research, No. 35, 2000.

Mukamel D. B., et al., "Quality of cardiac surgeons and managed care contracting practices", *Health Services Research*, Vol. 37, No. 5, 2002.

Mukamel D. B., et al., "Quality report cards, selection of cardiac surgeons, and racial disparities: a study of the publication of the New York State Cardiac Surgery Reports", *Inquiry*, Vol. 41, No. 4, 2004.

Mukamel D. B., Haeder S. F., Weimer DL., "Top – down and bottom – up approaches to health care quality: the impacts of regulation and report cards", *Annual Review of Public Health*, No. 35, 2014.

Mukamel D. B., Mushlin A. I., "Quality of care information makes a difference: an analysis of market share and price changes after publication of the New York State Cardiac Surgery Mortality Reports", *Medical Care*, Vol. 36, No. 7, 1998.

Narins C. R., et al., "The influence of public reporting of outcome data on medical decision making by physicians", *Archives of Internal Medicine*, 2005, Vol. 165, No. 1.

Naylor C. D., Slaughter P. M. P., Cardiovascular health and services in Ontario: an ICES atlas, Institute for Clinical Evaluative Sciences, 1999.

Pettijohn T. L., Lawrence M. E., "The impact of outcomes data reporting on access to health care of high – risk patients to interventional cardiologists in the United States", *Journal of Invasive Cardiology*, Vol. 11, No. 3, 1999.

Pham H. H., Coughlan J., O' Malley A. S., "The impact of quality – reporting programs on hospital operations", *Health Affairs*, 2006, Vol. 25, No. 5.

Ranganathan M., et al., "Motivating public use of physician – level per-

formance data: an experiment on the effects of message and mode",
Med Care Research and Review, Vol. 66, No. 1, 2009.

Renzi C. , et al. , "Does public reporting improve the quality of hospital
care for acute myocardial infarction? Results from a regional outcome
evaluation program in Italy", *International Joural for Quality in
Health Care*, Vol. 26, No. 3, 2014.

Rodrigues R. , et al. , "The public gets what the public wants: experi-
ences of public reporting in long – term care in Europe", *Health Pol-
icy*, Vol. 116, No. 1, 2014.

Romano P. S. , Rainwater J. A. , Antonius D. , "Grading the graders: how
hospitals in California and New York perceive and interpret their report
cards", *Medical Care*, Vol. 37, No. 3, 1999.

Roy Chaudhury R. , et al. "Quality medicines for the poor: experience
of the Delhi programme on rational use of drugs", *Health Policy and
Planning*, Vol. 20, No. 2, 2005.

Schauffler H. H. , Mordavsky J. K. , "Consumer reports in health care: do
they make a difference?" *Annual Review of Public Health*, No. 22,
2001.

Schlesinger M. , et al. , "Complexity, public reporting, and choice of
doctors: a look inside the blackest box of consumer behavior", *Medi-
cal Care Research And Review*, Vol. 71, No. 5 (Suppl), 2014.

Schneider E. C. , Epstein A. M. , "Influence of cardiac – surgery per-
formance reports on referral practices and access to care. A survey of
cardiovascular specialists", *The New England Journal of Medicine*,
Vol. 335, No. 4, 1996.

Schneider E. C. , Epstein A. M. , "Use of public performance reports: a
survey of patients undergoing cardiac surgery", *The Journal of the A-
merican Medical Association*, Vol. 279, No. 20, 1998.

Sherman K. L. , et al. , "Surgeons' perceptions of public reporting of hospital and individual surgeon quality", *Medical Care*, Vol. 51, No. 12, 2013.

Smith K. A., et al., "Improving the reliability of physician report cards", *Medical Care*, Vol. 51, No. 3, 2013.

Smith M. A., et al., "Public reporting helped drive quality improvement in outpatient diabetes care among Wisconsin Physician Groups", *Health Affairs*, Vol. 31, No. 3, 2012.

Specchia M. L., et al., "Peer pressure and public reporting within healthcare setting: improving accountability and health care quality in hospitals", *Igienee Sanita Pubblica*, Vol. 68, No. 6, 2012.

Stevenson D. G., "Is a public reporting approach appropriate for nursing home care?" *Journal of Health Politics Policy and Law*, Vol. 31, No. 4, 2006.

Tavare A., "Performance data: ready for the public?" *The British Medical Journal*, Vol. 345, No. 7864, 2012.

Toussaint J., Shortell S., Mannon M., "Improving the value of health-care delivery using publicly available performance data in Wisconsin and California", *Healthcare*, Vol. 2, No. 2, 2014.

Tu J. V., Cameron C., "Impact of an acute myocardial infarction report card in Ontario, Canada", *Internal Joural for Quality in Health Care*, 2003, Vol. 15, No. 2, 2003.

Vaiana M. E., Mcglynn E. A., "What cognitive science tells us about the design of reports for consumers", *Medical Care Research Review*, 2002, Vol. 59, No. 1.

van den Berg M. J., et al., "The Dutch health care performance report: seven years of health care performance assessment in the Netherlands", *Health Research Policy and Systems*, 2014, Vol. 12, No. 1.

Wang J., et al., "Do bad report cards have consequences? Impacts of publicly reported provider quality information on the CABG market in

Pennsylvania", *Jornal of Health Economics*, Vol. 30, No. 2, 2011.

Weil D. , "The effectiveness of regulatory disclosure policies", *Journal of Policy Analysis and Management*, Vol. 25, No. 1, 2006.

Werner R. M. , Asch D. A. , "THe unintended consequences of publicly reporting quality information", *The Journal of the American Medical Association*, Vol. 293, No. 10, 2005.

Werner R. M. , Asch D. A. , Polsky D. , "Racial profiling: the unintended consequences of coronary artery bypass graft report cards", *Circulation*, Vol. 111, No. 10, 2005.

WHO, How to investigate drug use in health facilities: Selected drug use indicators. WHO Publicatons, 1993.

Williams A. , Transparency in The Networked Economy—Rise of the Transparency Network, Digital 4Sight Inc, 2003

Yang L. , et al. , "Multifactor Analysis on the Income of Primary Health Care Institutions Implementing EMS in Hubei Province, China: A Cross – sectional Study", *Journal of Health Management*, Vol. 14, No. 3, 2012.

Yang L. , et al. , "The impact of the National Essential Medicines Policy on prescribing behaviours in primary care facilities in Hubei province of China", *Health Policy and Planning*, Vol. 28, No. 7, 2013.

Yip W. C. , et al. , "Early appraisal of China's huge and complex health – care reforms", *The Lancet*, Vol. 379, No. 9818, 2012.

后　记

在本书完成之际，感慨良多。静默回想，有过埋头苦干、奋力拼搏，也有过挫折、迷茫、不知所措，但最终都化为继续前行的勇气，还有心底深深的感恩。

衷心感谢我的导师张新平教授。师恩难忘，学生将永远铭记于心。张老师对本书的研究选题、问卷编制、干预实施、数据分析，到书稿的撰写、修改，都付出了大量的心血。正是在张教授的教导、鼓励、支持和帮助下，我才能最终完成本书。导师严谨的治学态度和淡泊的处事作风对我的影响是深远的，也将伴随我继续笃定前行。

感谢华中科技大学同济医学院医药卫生管理学院的老师们，在他们辛勤栽培下，我慢慢步入学术殿堂。感谢罗五金教授、张亮教授、冯占春教授、陶红兵教授、张文斌教授、方鹏骞教授、张翔教授在研究过程中曾给予的宝贵意见。

感谢中山大学公共卫生学院和卫生管理学系的所有尊敬的领导、可爱的同事，你们的关怀和督促是我前进的压力和动力，你们的学术成就是我不断努力的标杆。

感谢澳大利亚 La Trobe University 的刘朝杰教授，转眼间已相识和合作了十余年，一直是我人生旅途中的良师益友。感谢美国 University of California Irvine 的 Dana B. Mukamel 教授，怀念一起深入探讨医疗质量公开报告学术研究的时光。感谢美国 University of Washinton 的 Stephen Gloyd 教授，Kristie Ebi 教授 Jeremy Hess 教授在我访学期间的帮助。

　　我还要感谢在实地调查中给予我帮助的当地卫生局领导、医护人员，一起并肩奋斗的博士、硕士研究生们。在一线调研的日与夜，在乡村里每一段颠簸泥泞的公路都值得铭记。

　　感谢我的家人长期默默的关怀和无条件的支持。感恩养育教导我的父母，教会我踏踏实实做人、勤勤恳恳做事。感谢我的爱人，在我长期的艰苦淡泊的科研工作中给予我极大的精神鼓励，分担我的苦恼和忧愁，祝愿她健康快乐。

　　本书受到国家自然科学基金项目（71603292）、美国中华医学基金（19-337）、广东省自然科学基金项目（2016A030310162）、广东省软科学研究计划项目（2017A070707002）的资助，在此衷心感谢。

　　由于本人知识能力有限，书中难免会有不足和疏漏的地方，敬请各位同行能够给予批评斧正。